中国儿童早期发展系列科普读物

读懂你的宝宝

送给准妈妈的礼物

妇幼健康研究会　　组织编写
赵更力　周　敏　　主　编

人民卫生出版社

图书在版编目（CIP）数据

送给准妈妈的礼物 / 妇幼健康研究会组织编写 . —北京：人民卫生出版社，2014

（中国儿童早期发展系列科普读物. 读懂你的宝宝）

ISBN 978–7–117–19807–3

Ⅰ. ①送… Ⅱ. ①妇… Ⅲ. ①妊娠期 – 妇幼保健 – 基本知识 Ⅳ. ①R715.3

中国版本图书馆 CIP 数据核字（2014）第 273629 号

| 人卫社官网 | www.pmph.com | 出版物查询，在线购书 |
| 人卫医学网 | www.ipmph.com | 医学考试辅导，医学数据库服务，医学教育资源，大众健康资讯 |

读懂你的宝宝
送给准妈妈的礼物

组织编写： 妇幼健康研究会

出版发行： 人民卫生出版社（中继线 010-59780011）

地　址： 北京市朝阳区潘家园南里 19 号

邮　编： 100021

E - mail: pmph @ pmph.com

购书热线： 010-59787592　010-59787584　010-65264830

印　刷： 北京盛通印刷股份有限公司

经　销： 新华书店

开　本： 710×1000　1/16　　**印张：** 10

字　数： 135 千字

版　次： 2014年12月第 1 版　2014年12月第 1 版第 1 次印刷

标准书号： ISBN 978-7-117-19807-3/R·19808

定　价： 33.00 元

打击盗版举报电话：010-59787491　E-mail: WQ @ pmph.com
（凡属印装质量问题请与本社市场营销中心联系退换）

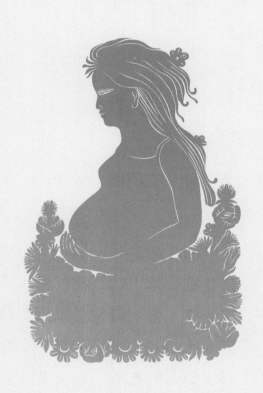

编写委员会

儿童，是家庭的希望，是民族的未来。儿童的健康对于提高国民素质、促进国家可持续发展具有重要意义。习近平总书记说过："孩子们成长得更好，是我们最大的心愿！"

中国有 8.8 亿妇女儿童，4.3 亿家庭，每年新出生婴儿大约 1600 万。促进儿童早期发展是我国新时期儿童保健工作的重要任务。根据医学定义，孕期及 0~3 岁为儿童早期。国际多项相关研究已经证明，这一阶段将为人生全面发展奠定重要的基础。儿童早期的体格生长、营养、运动、认知、语言、心理以及情感的发育状况，对未来一生的患病情况、表达、学习能力、个性形成以及社会行为能力等都有着极其重要的影响。随着社会的发展和进步，人们越来越重视儿童的喂养方式、成长环境、亲子互动在养育过程中的作用。儿童的健康成长是一项综合性的"工程"，不仅需要通过营养和保健来增强孩子的体质，更需要利用儿童发展的规律和特点，通过有效的环境刺激，使孩子更多的潜能得到全面开发。

党中央国务院始终高度重视妇女儿童健康工作，为提高妇女儿童健康水平创造了良好的体系和环境。国家卫生计生委党组积极推进妇女儿童健康事业发展，已将儿童早期发展工作列为 2014 年全委重点任务之一。为加快推进儿童早期发展工作，受国家卫生计生委妇幼司委托，妇幼健康研究会组织国内产科、儿科、妇幼保健、心理、健康、教育等领域的权威专家编写了《儿童早期发展系列教材》供全国儿童早期发展师资培训使用，深受基层欢迎。研究会又组织权威专家编写了《读懂你的宝宝》系列家长读物，就是呈现在读者面前的这三本科普读物，分别是《读懂你的宝宝——送给准妈妈的礼物》、《读懂你的宝宝——送给0~1岁婴儿妈妈的礼物》和《读懂你的宝宝——送给1~3岁幼儿妈妈的礼物》。

　　这套读物具有四个方面的特点：一是权威性。3本书均由国内著名权威专家亲自执笔撰写，把国际最新科学发现与中国实际相结合，凝聚着专家多年研究成果\临床实践经验，把孕期准妈妈及3岁前儿童生长发育中的基础科学知识，进行详细系统阐述讲解，是集专家之大成。二是可读性。本书分别讲解了孕期、婴儿期和幼儿期年轻妈妈们需要担当的育儿责任和应具备的知识与技能。深入浅出，观点明确，视角独特，语言简明，通俗生动，便于理解。三是创新性。本套读物对孩子生长发育的普遍问题进行了集中指导，并针对一些可能出现而妈妈往往容易忽视的儿童发育问题，增加了"对妈妈的特别提示"，通过简单测试，帮助妈妈及早发现孩子潜在的发育问题，以便做到早发现早诊断，为每一个孩子都健康成长发挥积极作用。四是观赏性。本书美术设计突出中国民俗文化元素，采用最具中国特色的剪纸、泥塑、年画作为主风格，让妈妈和孩子们在接受科学知识普及的过程中，也欣赏到中华民族传统的美，这是对中华文化的珍爱与传承。

　　从十月怀胎到一朝分娩，从婴儿的第一声啼哭到幼儿的牙牙学语，带给新手妈妈的是喜悦与期盼，也是困惑与挑战。本套读物编写的宗旨，就是"帮助"。帮助初为人母的年轻妈妈们了解掌握育儿核心信息，帮助解答最关心的问题，帮助读懂宝宝的喜怒需求，帮助走出盲点和误区，帮助年轻妈妈们与宝宝用心感悟，用爱沟通，一同成长。

这是我们奉献给年轻妈妈最美好的礼物和祝福，愿这套书能够帮助您的宝宝健康快乐成长！

由于时间紧迫，难免存在不足与遗憾，我们将根据大家的宝贵意见继续修改完善，不断呈献给读者更高质量的科普读物，为中华民族下一代健康成长而不懈努力！

特此鸣谢所有为本套读物精心编写付出心血的各位专家和同志们！鸣谢人民卫生出版社的领导、各位编辑和美术设计的同志们！

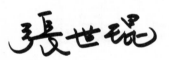

国家卫生计生委妇幼司司长
妇幼健康研究会常务副会长
2014年9月

读懂你的宝宝

送给准妈妈的礼物

编者的话

"十月怀胎"，妈妈孕育着的小宝宝，是爱情的结晶，更是送给全家人最宝贵的礼物。从成为准妈妈的那一刻开始，您和宝宝的生命就紧密联系在一起了。妊娠和分娩是正常的生理过程，但对于每一位准妈妈来说，都是喜悦、期盼与困惑、担心并存的一段特殊经历。现代研究理论认为：准妈妈的营养与健康状况会直接影响到胎宝宝在子宫内的生存环境，进而可对胎宝宝和婴幼儿的生长发育乃至成年后的健康与疾病产生影响。例如，孕期营养不良可导致胎儿生长受限、低出生体重，增加成年期高血压、糖尿病、冠心病等的患病风险。

目前，我国各级医疗保健机构可以保证绝大多数准妈妈得到较高水平的孕产期保健服务。但是，准妈妈们除了从医护人员那里得到专业的诊疗与咨询外，还希望能够通过多种途径获得自我保健的权威信息并掌握基本的知识技能，以确保自己和宝宝的健康安顺。

本书由北京大学第一医院的产科和妇幼保健专家以及经验丰富的产科护士长们撰写，按照孕早期、孕中期、孕晚期、分娩期、产褥期的顺序，介绍了准妈妈和胎宝宝的身体变化、饮食和营养、心理健康、生活方式指导和医学检查等各方面的重要保健内容，突出权威性、科学性、有效性。全书针对准妈妈应了解和掌握的核心信息以及最为关心的常见问题，以通俗易懂、图文并茂的形式，给予详细的解释和回答，希望广大准妈妈和关注她们的读者更易理解与使用。

读懂你的宝宝，从健康孕育开始，良好的医疗条件为您保驾护航。准妈妈自身健康素养的提升，更有助于下一代的生长发育。满足妈妈和宝宝的个性化需求，不断提升医疗保健服务水平，是我们的共同目标。祝愿所有的妈妈和宝宝都能幸福平安、健康快乐！

本书在编写过程中力求包括更多、更新且有循证依据的信息与内容，但书中难免会有一些疏漏与不妥之处，恳请广大读者提出宝贵意见，供今后不断改进与完善。

编　者

2014 年 9 月

〖 孕早期 〗

目 录

【 孕中期 】

【 孕晚期 】

13

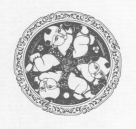

【 分娩期 】

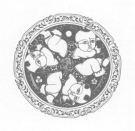

产褥期

附　录

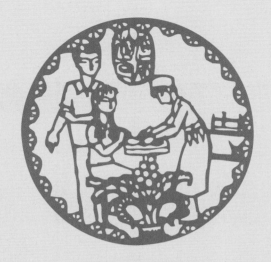

【孕早期】

（末次月经第 1 天 ~ 怀孕第 13 周末）

当看到自己早孕试纸上的两条红线，在惊喜的同时，你是否有一丝担心？宝宝是什么样子的？宝宝健康吗？怀孕的过程会不会很辛苦？……

幸福的孕期生活开始了，你准备好了吗？

胎宝宝的生长发育

妊娠周数	头臀长（厘米）	胎重（克）	身体特征
8 周末			头部发育明显，初具人形，心脏搏动
12 周末	约 6	约 14	外生殖器发育，四肢活动，肠道蠕动，指趾可辨，心脏发育完全

　　当精子细胞穿入卵子时，就完成了受精过程。小小的受精卵一般在受精 30 小时左右开始向子宫方向移动。从受精的那一刻，胎宝宝的性别就已经确定。精子和卵子相结合，形成了受精卵。受精卵从输卵管进入子宫，在受精 4 天后到达子宫，但它并不能马上着床于子宫壁上，而是在子宫内游荡 2~3 天，做着床前的充分准备。

　　胎宝宝最初的样子像个小蝌蚪，头尾可辨，慢慢会发育成骶骨和尾骨。心脏出现了原基，虽然还不具有心脏的外形，但已在身体内轻轻地跳动。这时的胚胎就是一个活生生的小生命了。

　　到了第 2 个月，胎宝宝像小黑点一样的眼睛和鼻孔出现了，胎头将慢慢移动到脊柱上，逐渐能分辨出手和肩膀，心脏明显地划分为左心室和右心室。胎宝宝的腹部生成了即将形成肝脏的突起，胃和肠也初显雏形，同时形成了盲肠和胰腺。这时的胎宝宝像一颗小豆子，已经有了一个与身体不成比例的大头。它的各种复杂的器官都开始成长。面部器官非常明显，眼睛就像两个小黑点，还分别长在两个侧面；耳朵有些凹陷，在继续成形；鼻孔大开着；牙和腭开始发育，牙齿的原基已经出现。此时，胎宝宝像个人形了，手脚分明,手指和脚趾间看上去有少量的蹼状物。他(她)的皮肤像纸一样薄,还有了部分血管,弯曲缠绕成一股,形成脐带,将自己和妈妈连在一起。他(她)开始在自己的宫殿里漂浮着四处"游玩"了。胎宝宝所有的器官、肌肉、神经都开始工作了,神经管鼓起,大脑在迅速发育,脑下垂体和听觉神经也开始发育。此时,虽然从外表上还分不出宝宝的男女性别,但他(她)内、外生殖器官的原基已能辨认。

到了第3个月,胎宝宝的手部从手腕开始变得稍微有些弯曲,双脚开始摆脱蹼状的外表,眼帘已能覆盖住眼睛,眼皮开始黏合在一起。他(她)的手腕已经成形,脚踝开始发育完成,手指和脚趾清晰可见,手臂更长而且肘部变得更加弯曲。耳朵的塑造已经完成,生殖器官也开始发育了。此时,胎盘已经很成熟,可以产生分泌激素的部分重要功能。胎宝宝的尾巴消失了,头部已经长出鼻子、嘴唇、牙根和声带等,眼睛上已长出眼皮,更像人的脸面。胎宝宝的细微之处也开始发育,手指甲和绒毛状的头发开始出现,已经能够清晰地看到脊柱的轮廓,脊柱神经开始生长。到了这个阶段,胎宝宝开始有吮吸、吞咽和踢腿的动作了。到12周末,他(她)的身长达到约9厘米,体重约14克。

妊娠分期

每位女性的排卵周期不尽相同,有人可能是28天,有人则要延长到35天。周期较长的女性,检验是否怀孕的时间也要相应往后延长。通常,对于月经周期为28天的女性来说,从末次月经的第一天算起,直到预产期,整个孕期约为280天(40周)。排卵周期为35天的女性,从末次月经第一天算起,预产期要再多加7天(亦即287天)。

医学上把从怀孕到分娩的40周,分为三个阶段:孕早期(第13周末之前)、孕中期(第14~27周末)、孕晚期(第28周及其后)。

准妈妈的孕周从末次月经第 1 天开始计算，通常比排卵或受精时间提前 2 周，全过程约为 40 周（280 天）。

这样算来，妊娠第 1 个月即为从末次月经第 1 天到下次推算本该来月经的日子。这时，大部分准妈妈还没有意识到怀孕，也没有什么早孕的症状，但有人会有类似感冒或烦躁不安的表现。如果平时月经规律，这次到日子还没来，身体又有了些异样的感觉，就提示你有可能要做妈妈了，赶紧检查一下，尽早确定这个好消息吧！

已经成为准妈妈的你，在不知不觉间就进入怀孕的第 2 个月了，开始出现身体略感发热、尿频、腹胀腰酸、基础体温持续在高水平、白带增多等现象，还会有不同程度的早孕反应，如疲劳、乏力、嗜睡、食欲减退、恶心、呕吐等。乳房敏感起来，稍稍有点刺激，乳头就硬起来，还可感到隐隐作痛，乳晕颜色会加深。情绪也开始不稳定。

到了妊娠第 3 个月，逐渐增大的子宫会压迫膀胱，准妈妈会觉得小便次数比以前增多了。由于直肠受到子宫的压迫，准妈妈常会出现便秘或腹泻。此外，准妈妈还会觉得腰

妊娠周数与子宫高度

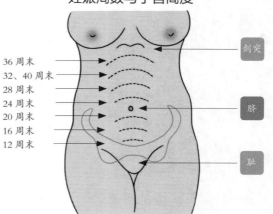

剑突

36 周末
32、40 周末
28 周末
24 周末　　脐
20 周末
16 周末
12 周末

耻

部有酸痛感,乳房更加膨胀,乳头有色素沉着,白带也会增多。此时,准妈妈要注意勤换内裤,保持生殖道的清洁卫生。

怀孕 3 个月后,准妈妈的妊娠反应大多会自行缓解,食欲变好,体重也开始增加。

怎样计算预产期?

准妈妈可以自己估算预产期。方法其实很简单:以月经周期为 28 天的女性为例,从末次月经的第一天计算,月份减去 3 或加上 9,日期再加上 7 就是预产期。

例如,小红的末次月经来潮日期是 2013 年 7 月 4 日,她的预产期就是 2014 年 4 月 11 日。

月经周期正常的人可用此方法计算预产期,如果月经不规律,就需要医生结合出现早孕反应和胎动的时间以及 B 超检查结果来判断了。

要注意的是,预产期并不意味着要在那一天分娩。妊娠 37~42 周期间分娩均属正常。若妊娠不足 37 周分娩为早产,超过 42 周则为过期妊娠。

 准妈妈的营养与饮食

准妈妈,你知道吗?从宝宝在你身体里孕育的那一刻起,你的身体和营养状况就将影响他(她)的一生——不仅是胎儿期、婴幼儿期,还包括成年后的身体健康状况。有研究显示,一个人成年后的健康状况与其在胎儿期和婴幼儿期的营养摄取和发育密切相关；生命早期摄入合理、均衡的营养，将有助于降低宝宝成年后罹患肥胖、糖尿病、心血管疾病等慢性病的风险。

1. 孕期热量需求

热量是维持人体生命活动的动力来源，也是胎儿生长发育的能源。世界卫生组织推荐，饮食中三大营养素占全天热能的比例分别为：碳水化合物占 55%~65%（1 克碳水化合物产热 4 千卡）；脂肪占 20%~30%（1 克脂肪产热 9 千卡）；蛋白质占 11%~15%（1 克蛋白质产热 4 千卡）。

对于正常女性来说，每千克体重每天需要的热量是 30~38 千卡（标准体重可按"身高—105"估算）。孕期女性需要根据怀孕的不同阶段，调整热量的摄取。一般来说，孕早期的热量需求与孕前期相同，而孕中晚期每天需增加 200 千卡的热量。如果是双胎妊娠的话，每天还需要额外增加 200 千卡热量。

孕早期一日热量需求（千卡）=（身高－105）×35

孕中晚期一日热量需求（千卡）=（身高－105）×35＋200

例如，某孕妇身高 165 厘米，则她孕前和孕早期每天的热量需求为：（165－105）×35＝2100（千卡），孕中晚期则需要每天增加 200 千卡，即每天 2300 千卡。

2. 孕期体重管理

孕期体重的增长是反映准妈妈营养状况的重要指标之一，并且与胎宝宝的出生体重和成年期的健康密切相关。孕期体重增长过快或过慢都会给准妈妈和胎宝宝带来健康隐患。

准妈妈可以根据孕前体重，计算孕前体质指数（BMI）及孕期体重增长范围，并在医生指导下，利用孕期体重记录曲线图进行自我体重监测。

$$体质指数（BMI）=孕前体重（千克）÷身高（米）^2$$

例如：体重 55 千克，身高 1.6 米，BMI=$55÷1.6^2$=21.48（属于标准型）。

孕前 BMI	孕期总增重范围（千克）	孕中、晚期每周增重（千克）
＜18.5（体重不足）	12.6~18.0	0.50（0.45~0.60）
18.5~24.9（体重正常）	11.2~15.8	0.40（0.36~0.45）
25.0~29.9（超重）	6.8~11.2	0.27（0.23~0.32）
≥30.0（肥胖）	5.0~9.0	0.23（0.18~0.27）

引自：Weight Gain during Pregnancy：Reexamining the Guidelines. IOM 2009.

怀孕前偏胖和偏瘦的女性，孕期增重的范围是不同的，原则上偏胖的准妈妈增重要少一些，偏瘦的则可以增重多一些。

3. 孕早期膳食指南

孕早期胎儿的生长发育速度相对比较缓慢，因此准妈妈对热量和营养素的需要量和孕前差别不大。但是，此时孕酮分泌增加会影响消化功能，许多准妈妈会出现恶心、呕吐、食欲下降等不适。因此，孕早期的膳食应富含营养、少油腻、易消化及清淡、可口。

◉ 膳食清淡、可口

根据准妈妈的口味，烹制清淡、可口、易于消化吸收的食物，避免过咸、过甜、过油腻，有助于增进食欲、降低孕早期的妊娠反应，

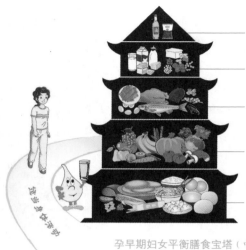

植物油 15~20 克
盐 6 克

奶类及奶制品 200~250 克
大豆类及坚果 50 克

鱼、禽、蛋、肉类（含动物内脏）150~200 克
（其中鱼类、禽类、蛋类各 50 克）

蔬菜类 300~500 克（以绿叶菜为主）
水果类 100~200 克

谷类、薯类及杂豆 200~300 克
（杂粮不少于 1/5）
水 1200 毫升

孕早期妇女平衡膳食宝塔（中国营养学会妇幼分会）

满足营养需要。每日盐不超过 6 克，油不超过 20 克，尽量用植物油，少用动物油。

◎ 少食多餐

少食多餐可帮助有妊娠反应的准妈妈尽可能多地摄入食物。每日可进食 5~6 餐（分 3 次正餐和 2~3 次加餐），选择喜欢吃的食物，避免饥饿，但也不可强制进食，进食的餐次、数量、种类及时间，应根据食欲和妊娠反应的轻重及时调整。

◎ 多摄入富含碳水化合物的谷类、薯类和水果

保证每天至少摄入 150 克碳水化合物（约合谷类 200 克），避免因碳水化合物不足、脂肪分解产生酮体而影响胎儿早期大脑发育。

◎ 多摄入富含叶酸的食物并补充叶酸

怀孕早期叶酸缺乏，可增加胎儿发生神经管畸形及早产的危险。动物肝脏、鸡蛋、豆类、绿叶蔬菜、水果及坚果等食物中叶酸含量丰富，因此准妈妈应适当多吃这些食物。此外，叶酸补充剂比食物中的叶酸能更好地被机体吸收利用。因此，从怀孕前 3

个月可开始口服叶酸补充剂，每天 400 微克，建议一直服用到整个孕期结束。

◎ 戒烟禁酒，远离吸烟环境

烟草中的尼古丁和烟雾中的氰化物、一氧化碳等可能导致胎儿缺氧和营养不良、发育迟缓。酒精可以通过胎盘进入胎儿血液，造成胎儿生长受限、智力低下等。因此，准妈妈应戒烟、禁酒，并且避免被动吸烟。

◎ 避免刺激性食物

刺激性食物，如浓茶、咖啡、辛辣调味品等，可能会刺激胃肠道，引起胃肠不适、便秘、痔疮等，准妈妈应尽量避免食用。

4. 孕早期一日食谱举例

□ **早餐**

面包 1 个（30 克）

小米绿豆粥（小米 25 克，绿豆 25 克）

水煮鸡蛋 1 个（鸡蛋 50 克）

芝麻拌海带（黑芝麻 18 克，水发海带 70 克，芝麻油 5 克）

□ **上午加餐**

苹果 1 个（100 克）

□ **中餐**

米饭（大米 125 克）

甜椒炒鳝丝（黄鳝 50 克，甜青椒 55 克，花生油 2 克）

清炒荷兰豆（荷兰豆 50 克，花生油 2 克）

鲜蘑炒肉（鲜蘑菇 55 克，瘦猪肉 20 克，花生油 2 克）

菠菜猪肝汤（菠菜 50 克，猪肝 5 克，花生油 1 克）

□ 下午加餐

葡萄 20 颗（110 克）

□ 晚餐

肉包子 2 个（面粉 100 克，瘦猪肉 25 克，芸豆 30 克，
大葱 18 克，花生油 3 克）

芹菜炒香干（豆腐干 70 克，嫩芹菜茎 55 克，花生油 2 克）

虾仁黄瓜汤（虾仁 50 克，黄瓜 55 克，花生油 2 克）

□ 晚加餐　牛奶 1 杯（250 克）

可提供热量约 2033 千卡。

准妈妈：为什么我怀孕后特别爱吃酸的？

医生：这是正常的生理现象，因为受精卵在子宫内一着床，就开始分泌出一种物质，抑制胃酸分泌，影响准妈妈正常的消化功能，使其恶心、呕吐和食欲缺乏，而酸味食物能够刺激胃酸的分泌和提高消化液的活性，帮助消化、增加食欲。但应该注意，吃酸味食物不能过量，否则可能会破坏胃黏膜。

准妈妈的心理健康

许多新妈妈都还清楚地记得看到自己早孕试纸上两条红线时的心情，或惊喜，或意外，或兴奋，或担心。在最初的激动过后，准妈妈要应对的不仅仅是身体上的变化、不同程度的早孕反应，还要和家人一起商量确定建卡、产检和计划分娩的医院。除此之外，对于刚刚从妻子、女儿升级为准妈妈的女性来说，最为重要的是应从心理上做好当妈妈的全方位准备。

1. 孕早期常见的心理和情绪变化

> 积极的情绪反应——惊喜、接纳、期待、珍惜
> 消极的情绪反应——意外、担心、忧虑、恐惧

在得知怀孕后，准妈妈会自然产生各种各样的心理和情绪反应，绝大多数均属正常。那些计划受孕、已做好孕前心理准备的准妈妈，会更多表现为积极的情绪反应，特别是那些渴望怀孕，甚至有过妊娠失败经历的准妈妈，会更加兴奋与激动；而另一些计划外受孕的准妈妈，则更加需要家人的支持与关照，一旦决定接纳这个

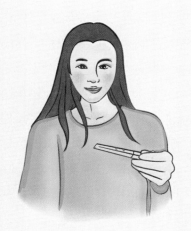

小生命，对准妈妈和整个家庭的生活来说都是个不小的变化，需要大家共同适应和积极面对。

2. 孕早期容易担心的问题

 意外怀孕的准妈妈，担心在孕早期接触过可能对胎宝宝有影响的物质。

大多数准妈妈在胎宝宝最初的发育阶段，都还毫不知情，等到确认怀孕后，才想起自己曾经感冒过、吃过药、聚会时喝过酒、旅行时接受过安检……听说孕早期是胎宝宝发育的致畸敏感期，这些平时不会在意的小情况，会不会影响胎宝宝的发育呢？这是孕早期准妈妈向医生咨询最多的问题。

其实，大多数准妈妈遇到的情况都不会对胎宝宝有明确的不良影响。医生也会根据准妈妈的具体情况、怀孕周数、服药成分等给予适当的指导。但是，过分的紧张、担心与忧虑，可能会加重准妈妈早期的身体反应，如失眠、乏力、呕吐等，进而可在一定程度上影响胎宝宝的发育。

实际上，怀孕既是个正常的生理过程，又随时有可能发生一些意外情况。准妈妈要定期接受产检，由医生为准妈妈的健康和宝宝的正常发育保驾护航。同时，准妈妈也要尽早做好充分的心理准备，提高自我保健意识，一旦发现异常及时就医。

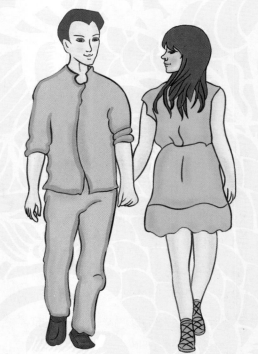

● 早孕反应较严重，担心是否会影响到胎宝宝的发育。

准妈妈的早孕反应个体差异较大，比较轻的可能只是有些食欲减退、易疲劳，严重的则会吃什么吐什么，甚至完全不能进食，需要到医院输液治疗。早孕反应严重的准妈妈，会影响到正常的工作与生活，身体的不适更会让准妈妈心烦意乱，甚至产生对怀孕的抵触情绪。有些准妈妈呕吐较为严重，体重会比孕前还有所减轻，因此担心会因自己营养摄入不足而影响胎宝宝的发育。

研究表明，早孕反应虽然主要与体内激素水平的变化有关，但准妈妈的精神因素也在其中起着重要作用。那些情绪不稳、精神过度紧张、有较大心理压力、意外受孕的准妈妈，会因精神因素引起神经系统功能紊乱，从而诱发或加剧妊娠反应。

绝大多数准妈妈的早孕反应都会在 3 个月后自然消失，只有极少数会在孕期一直有呕吐反应，而且早孕反应通常并不会影响胎宝宝的发育，即使是妊娠剧吐出现了尿酮体，及时到医院检查治疗后，也都可以继续孕育健康的宝宝。

准妈妈可以用转移注意力的方法，让心情放轻松，如听听音乐、看看书、户外走走、学学孕妇体操和瑜伽、洗个温水澡，这些都有助于缓解孕早期的各种不适反应。

● 怀宝宝不容易，发现阴道少量出血，担心会不会流产。

有的准妈妈经历过自然流产或其他不良妊娠过程，还有些初次怀孕的准妈妈，也可能发生阴道少量出血的情况，这时先要及时到医院就诊，由医生判断是否为先兆流产，需要采取哪些必要的保胎措施。同时，准妈妈要调整自己的情绪，避免过度的恐惧与焦虑。

要知道，有些准妈妈在正常的孕育过程中，也可能会在孕早期出现少量阴道出血，只要注意休息并采取适当措施，胎宝宝仍可以健康地生长发育；而另有少数本身发育不良的胎儿，即使尽全力保胎，仍有可能发生流产。因此，准妈妈应遵从医生的建议，保持情绪稳定，顺其自然，安心休息，孕育健康的小宝宝。

● 莫名的紧张与焦虑，感觉自己还没有长大，担心能否胜任妈妈的角色，养育一个健康聪明的宝宝。

很多人刚刚晋升为准妈妈时，可能会感觉自己昨天还是丈夫的娇妻、妈妈的乖女儿，明天自己就要成为新妈妈了，无论是否有计划怀孕，都可能有不同程度的紧张与焦虑。想到几个月后就会有一个稚嫩柔弱的小宝贝要依赖你的精心照料和喂养而长大，你会担心他（她）的吃喝拉撒睡，更会担心他（她）生病了该怎么办……担心他（她）发育成长的每一步、每一天。看到身边的一些新妈妈，即使有月嫂、老人的帮助，宝宝仍会出现这样那样的问题，你也会担心自己到时能否胜任好妈妈的角色。

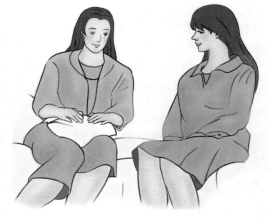

孕早期准妈妈有这样的心情其实很正常，适度的紧张可以使准妈妈更专注于适应自己角色的转变。和一同怀孕的准妈妈聊聊天，分享彼此孕期的感受；向已经是宝宝妈的过来人取取经，那些积极乐观的妈妈会给你更多信心；浏览一些口碑不错的母婴书籍、杂志、网站，你会发现妈妈的职责可不仅仅是喂奶、换尿片，宝宝带给你的乐趣与惊喜要远远超出你的付出！

随着社会经济的发展，准妈妈和宝宝的各种物质和服务需求几乎都可以得到不同程度的满足。因此，准妈妈最需要准备的，就是从心理上逐渐适应自己即将成为妈妈的现实。健康、快乐的妈妈才能养育更为健康、聪明的宝宝。

● 丈夫的工作非常忙、经常出差，担心怀孕后得不到家人足够的支持与照顾。

很多家庭里都是丈夫的工作较为繁重而忙碌，甚至经常需要出差，妻子怀孕后也得不到丈夫更多的照顾。一些准妈妈只能自己去医院产检，拖着日趋沉重的身体跑前跑后，会感觉很辛苦。此时的准妈妈更渴望得到家人，特别是丈夫的支持。准爸爸即使不能更多陪在身边，也要多给准妈妈打打电话，体谅和安抚准妈妈紧张的情绪。大家相互理解与支持，才更有助于孕育一个健康的宝宝。

家里如果有老人能帮忙照顾准妈妈，产后一起照顾宝宝，可以在孕期早些做好安排。特别是由于生活习惯的差异，两代人在一起生活，难免会产生一些矛盾，早些相互适应与理解，可以提前化解一些可能的家庭危机，避免产后才住在一起的婆媳之间产生矛盾，而引发或加重新妈妈的抑郁情绪。

准爸爸除了要起到协调家庭关系的作用外，自己也要及早做好当爸爸的心理准备，尽可能地抽出时间陪伴妻子，最好能一起参加孕妇学校课程的学习，时刻让准妈妈感受到心理上的支持与慰藉，比简单提供物质上的满足更为重要。

◉ 怀孕、生宝宝后，体形会发生明显变化，担心能否顺利恢复，做回"职场辣妈"。

很多女性都曾担心怀孕、生宝宝后，体形会变得臃肿松垮，以前的漂亮衣服再也穿不回身上。其实，在我们身边，生完孩子几个月后，又恢复曼妙身材，做回"职场辣妈"的人并不在少数。只要孕期保证合理营养与均衡膳食，体重增长控制在适当的范围内，产后坚持纯母乳喂养，孕期增加的脂肪很快就能转化到宝宝健康结实的小身体中了。

我们看到，确有一些新妈妈产后体形走了样，体重滞留很多，难以恢复，这往往跟新妈妈的孕产期心态欠佳和缺乏保健知识有一定关系。有些准妈妈怀孕后，觉得自己要负担宝宝的生长发育，就敞开了吃各种"好吃的"。甚至有个别怀孕前还不到100斤的准妈妈，整个孕期会增重50斤左右，巨大的身体负担使准妈妈的身心都疲惫不堪。产后，有些妈妈担心母乳喂养会使乳房变形，还有些妈妈误以为宣传的配方奶粉营养更佳，就刻意断掉了本来充足的母乳，这样做特别不利于产后体形的恢复。

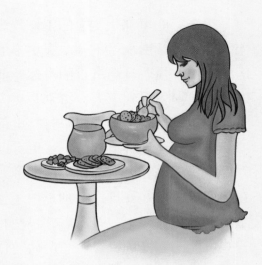

大多数新妈妈如果产后能够继续保持均衡合理的膳食摄入，坚持母乳喂养，并进行适当的身体活动，都可以在产后几个月内基本恢复到孕前的体形。特别是一些自己带宝宝的新妈妈，体力上的付出会更多一些，有些原本身体并不强壮的妈妈，也可以随时抱起越来越重的宝宝。只要注意采取适当的姿势，新妈妈的身形会比以前更为匀称健美。

做好心理准备的妈妈，产后重回职场，除了对宝宝有更多的牵挂，还会因为母亲的身份而使自己更为自信、干练与优雅。

3. 孕早期心理健康指导

◎ 及早到医院建档检查，做好孕期和分娩计划，有任何疑问及时向医生咨询。

◎ 接受自己的情绪变化，逐渐从心理上适应即将成为妈妈的角色转变。

◎ 积极参加孕妇学校等多种形式的健康教育活动，最好是和准爸爸一起参加。

◎ 多与其他准妈妈、新妈妈交流，分享孕产期的感受与经验。

◎ 尽量保持原有的生活与工作习惯，做自己感兴趣的事情，用转移注意力的方法应对早孕反应的不适，缓解紧张、焦虑的心情。

● 准妈妈睡眠质量下降比较常见，通过饮食调理、改善睡眠环境、纠正不良生活习惯等方法多可有所缓解，若症状持续严重，则需及时到专科门诊就医。

准妈妈生活指导

妊娠是一个让人既喜又忧的生理过程，很多因素都可能影响胎宝宝和准妈妈的健康。所以，在整个怀孕过程中，准妈妈及家人要特别注意合理安排好生活起居。

人胚发育中各器官对致畸因子的敏感期
(红色部分表示高度敏感期，咖啡色部分为低度敏感期)

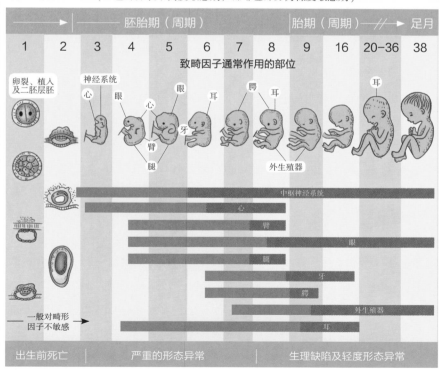

1. 谨慎用药

滥用药物会对胎儿造成危害。准妈妈从计划怀孕开始就应注意药物的使用，知道自己怀孕后就更不能随便吃药了，服药时应该仔细看药物说明书，注意有没有孕妇"慎用"或"禁用"字样。

当然，准妈妈生病后也不能一味拒绝吃药，但一定要在医生的指导下服用。如果在吃过药后才发现自己怀孕了，也不要过于担心，可以咨询一下医生。向医生咨询时，要提供药物名称、服用剂量及时间，医生会根据专业知识给予意见。

2. 享受适当的性生活

大多数准妈妈在孕期可以继续享有安全、适度的性生活。

孕早期：由于早孕反应、疲倦等不适表现，有的准妈妈会出现性欲下降。另外，这时候胚胎发育尚不是很稳定，容易发生流产，尤其是有自然流产史或本次妊娠有先兆流产等异常情况的准妈妈，孕早期的 3 个月应避免或减少性生活。

孕中期：这时候胎盘已形成，妊娠较稳定，早孕反应也过去了，准妈妈性欲增加，可以适度进行性生活，有益于夫妻恩爱和胎宝宝的健康发育。当然，孕期性生活更需合理安排，注意性交姿势与频率（以每周 1~2 次为宜），避免对胎宝宝产生不良影响。

孕晚期：此时，胎宝宝生长迅速，准妈妈腹部增大很明显，对任何外来刺激都非常敏感，活动逐渐受到限制，会出现腰背痛、易疲劳等，因此应根据具体情况而定，最好避免性生活。

不同夫妻之间的性需求差别很大，对孕期性生活也有不同的态度，夫妻间应多沟通、交流，灵活掌握，选择适合自己的性生活方式。

温馨提示

★每次性生活前后都应该清洗外阴，预防生殖道感染。性生活时，避免采用直接压迫腹部的姿势，也应避免刺激乳头，以免引发宫缩，导致流产或早产。有习惯性流产史、先兆流产或早产迹象以及患有某些妊娠并发症／合并症的准妈妈，应遵照医生的建议，避免或减少性生活。

3. 营造适合准妈妈的居家环境

干净舒适的居住环境不仅会使准妈妈心情愉快，还能减少外界因素的伤害，利于胎宝宝的健康成长。

准妈妈居住的房间应该阳光充足，每天开窗通风，保持空气新鲜。开窗时准妈妈应避免被风直吹，天气寒冷时更应注意预防感冒。

地毯容易产生尘螨等寄生虫，引起哮喘等过敏性疾病。因此室内最好不要使用地毯，如果使用，必须经常清洁。

在居室内摆放几盆花卉，有美化环境、增添雅兴的作用，但是有些植物对准妈妈是不适合的，应该尽量避免。花香大多有益健康，但有些花的香味过于浓烈（如夜来香、百合等），人们长时间处于这种强烈气味的包围中，特别是睡眠时呼吸这些气息，难免有损健康；有些花卉的茎叶产生的液汁有强烈的刺激性，触及皮肤会引起过敏，不宜放在居室中；松柏类花木的芳香气味对人体的肠胃有一定刺激作用，不仅影响食欲，而且会使准妈妈感到心烦意乱，引起恶心呕吐、头晕目眩，也应避免。

卧室内不宜摆放过多的植物。一般花卉在夜间会同人一样吸收氧气，呼出二氧化碳。居室内若放花太多，就会造成花与人"争"氧气的现象，影响人体健康。

4. 自如应对冷暖天气

在炎热的夏天，准妈妈比普通人更怕热，免不了要使用空调或电扇。准妈妈使用空调、电扇时要注意以下事项：

◎ 在可耐受的情况下尽量不要使用空调，还是自然风最好。

◎ 空调温度不可设置太低，最好在 26 摄氏度左右，避免冷风直吹。

◎ 保持室内空气的流通，最少每 2 小时开窗通风一次，保持空气新鲜。

◎ 室内外温差不可过大，温差过大容易引起感冒。出空调房间前，先关掉空调，待房间温度回升，身体适应后再出房间。

◎ 尽量避免到开着空调的小房间或人流量大的公共场所，这些地方空气流通不好，容易感染病菌。

天气转冷后，特别是在未供暖的时间或地区，很多人会将"暖宝"放在腹部取暖。但对孕早期的准妈妈来说，这种取暖方式可能给胎宝宝带来伤害。准妈妈腹部如果持续温度过高，可能会影响胚胎发育，导致胎儿畸形，甚至会引发宫缩而导致流产。所以准妈妈使用取暖用品时，不要放在腹部。

5. 做好皮肤护理

妊娠期间由于内分泌的变化,准妈妈皮肤的新陈代谢比较旺盛。有的准妈妈皮肤变好看了,这是值得高兴的,但也有的准妈妈皮肤变得干燥、敏感,甚至出现了色斑。不管哪种情况,都应更加细心护理。

◉ **保持皮肤清洁很重要:**每天应至少清洁皮肤 2 次,并且应尽量选择刺激性小、质量好的洁肤用品,彻底清除毛孔里的脏东西。

◉ **皮肤应及时补充水分:**可使用保湿的润肤露、润肤霜,也可用矿泉水、保湿喷雾等喷洒在皮肤上,并轻轻拍打,以随时补充水分。

◉ **外出时要注意防晒:**避免阳光直射,以免加重色斑,可使用遮阳伞或戴遮阳帽。

◉ **化妆应非常谨慎:**因有些彩妆产品中含有有害成分,可能会对胎宝宝产生直接或间接的影响,所以最好不要化浓妆。口红中的重要成分是羊毛脂,有吸附作用,能将空气中的灰尘、细菌等细小颗粒吸附在口唇黏膜上,进食时可与食物一起进入体内。指甲油也含有有害成分,准妈妈涂抹了指甲油后再拿食物,这些毒素也可随之进入体内,并能通过胎盘进入胎宝宝体内。

◉ **正确应对痘痘:**怀孕后,皮肤的皮脂腺分泌增加,有些准妈妈会长痘痘,这是妊娠的生理现象,要正确应对。长痘痘后更要注意皮肤清洁,每天早晚使用控油的清洁产品;不要挤压,以免引起皮肤感染,甚至留下瘢痕;不要使用彩妆,以免堵塞毛孔,加重痘痘产生;不可随意用药,特别是激素类药物,以免对胎宝宝产生不良影响。

6. 合理使用家用电器

在日常生活中使用的许多电器都会产生电磁辐射，虽然是低频、低强度的辐射，但若长期接触积累，也会对人体产生不良影响。因此，建议准妈妈谨慎防护，尽力避免过度使用。

微波炉：相对于电视、冰箱等家电来说，微波炉的辐射值比较高，但是这并不意味着你就会受到伤害。微波炉是在密封门关闭的状态下才工作的，并不会让人接受到大量辐射。微波炉是不是合格产品

很重要，如果使用的微波炉已经很陈旧，就有可能存在微波泄漏的危险，尽量不要使用。此外，微波炉工作时，与人的距离最好在1米以外，停止工作后静置一会儿再开门取物。

电热毯：曾有过一些使用电热毯导致流产的病例报道，因此在怀孕期间不宜使用电热毯。有人把电热毯引起流产的原因也归咎于辐射。其实，电热毯引起流产的主要原因是使用不当。电热毯会使准妈妈体温升高，胎宝宝的体温也会随之升高。胎宝宝体温过高可引发神经管畸形或其他问题，并造成流产。当然，在寒冷的冬季，若房间取暖不足，室内特别阴冷，也不利于准妈妈健康。这时如果没有其他采暖设备而不得不使用电热毯，应加热到适当温度后关闭电源再使用。

手机：对于手机辐射的争论一直没有停止过。有科学家认为，手机会对人体造成辐射；但也有专家认为手机的非电离辐射不会伤害到准妈妈和胎宝宝。至少目前没有足够证据表明手机的辐射会严

重危害人体健康。现在人们的生活很难离开手机，因此应妥善使用，减少手机辐射：尽量缩短通话时间；在信号弱的地方尽量不打手机，因为信号越强，手机需要的能量就越少，辐射也就越小；发短信比通话的辐射要小得多；不要把手机放在衣服口袋里，接通的瞬间尽量远离身体，接通后再靠近耳边接听或使用耳机接打电话。

电脑：是现代人，特别是年轻人离不开的信息工具，准妈妈可以使用，但要节制。准妈妈使用电脑应注意：最好1周不超过20小时，每天不超过4小时；眼睛与屏幕距离≥50厘米；电脑与座椅的高低配合舒适；使用1小时后要起身活动10分钟，防止长时间坐位引起盆腔血液滞留不畅。

产前检查

1. 确定妊娠

● 我怀孕了吗？

当女性发现每个月固定要来的月经迟迟没来，有正常的性生活，又没采取避孕措施，而且开始出现恶心、呕吐、胃口不佳等情形时，就要考虑自己是不是怀孕了。你不妨先去药店购买早孕试纸自行测试一下，或直接去妇产科，请专科医师为你检查。

● 哪些方法可以帮助你知道自己是否怀孕？

在医院，医生将根据临床症状以及尿妊免试验（尿人绒毛膜促性腺激素，HCG）、B超等辅助检查，确诊你是否正常妊娠，排除宫外孕及葡萄胎等异常情况。

阴道 B 超最早在怀孕 5 周时可以在宫腔内见到圆形或椭圆形妊娠囊，可以比腹部 B 超提前 1 周时间做出诊断。

通过超声波检查，大致能看到胚囊在子宫内的位置，若仍未看到，则要怀疑是否有宫外孕的可能。怀孕女性若无阴道出血的情况，可以通过 B 超检查看看胚囊着床的位置，还可以看到胚胎数目，以确定准妈妈是否孕育了多胞胎。

若有阴道出血，可能是先兆流产，应及早到医院检查。

2. 产前检查的时间和内容

◉ 孕期要做几次产前检查？

知道自己确实怀孕了，很多准妈妈往往沉浸在幸福中，此时，别忘了及早到当地医院或社区卫生服务中心建立母婴保健手册。

根据我国孕期保健的现状和产前检查项目的需要，准妈妈在整个孕期至少要进行 7 次产前检查。检查时间分别为：妊娠 $6\sim13^{+6}$ 周、$14\sim19^{+6}$ 周、$20\sim23^{+6}$ 周、$24\sim27^{+6}$ 周、$28\sim31^{+6}$ 周、$32\sim36^{+6}$ 周、$37\sim41^{+6}$ 周，共 $7\sim11$ 次。如果准妈妈是高龄、双胎或检查中发现有异常等高危妊娠者，可以根据医生的建议增加检查的次数。

◉ 孕早期需要做哪些产前检查？

准妈妈的首次产前检查应安排在孕早期，医生可以通过了解夫妻双方与怀孕相关的病史、家族史、手术史等，排查准妈妈和胎宝宝的健康隐患，做到早发现、早诊断、早治疗，以免延误病情，导致不良后果。主要检查内容如下：

☑ 了解病史

年龄：年龄过小的产妇容易难产；35 岁以上的初产妇容易并发妊娠期高血压疾病、产力异常等。

职业：对于接触了有毒、有害物质或放射性物质的准妈妈，在产前检查中医生会严密监测血常规和肝功能等相应指标。

一般情况：推算预产期；了解本次妊娠情况；了解妊娠早期有无病毒感染及用药史、发热史及阴道出血史，饮食营养，运动睡眠及大小便等情况。

月经史和孕产史：了解月经周期及长短；有无流产、引产、早产、难产、死胎、死产、产后出血、感染、畸形儿等情况。

既往史：注意与妊娠有关的重要脏器疾病，如心脏病、肝炎、高血压、糖尿病及过敏性疾病。

家族史：有无传染病、高血压、糖尿病、双胎及其他遗传疾病史。对有遗传疾病家族史者，可以在妊娠早期行绒毛活检，或在孕中期做胎儿染色体分型，以减少遗传病患儿的出生。

手术史：曾经做过的手术。

另外，医生还会询问丈夫的健康状况，如有无烟酒嗜好，有无遗传性疾病、性传播疾病等。

☑ 体格检查

包括全身检查与孕期检查，建立孕产妇档案。

全身检查：量血压、测体重、心肺听诊、做心电图检查。医生会针对准妈妈的甲状腺、乳房、骨盆腔的情况以及下肢有无水肿等来做检查。

抽血检验：主要检查准妈妈的血

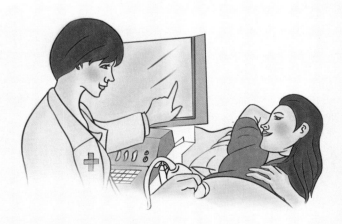

型、血红蛋白（检查准妈妈有无贫血及其程度）、肝功能、肾功能以及是否感染了梅毒、乙肝、艾滋病等，为未来做好防范。注意：在抽血前要保持空腹。

妇科检查：医生可能会给准妈妈做妇科检查，如宫颈细胞学检查（近 1 年未做的），了解生殖道发育和有无畸形，除外生殖道炎症及其他疾患。一般，在孕早期 3 个月内检查，如初次产检时怀孕已超过 3 个月，则在初次产检时不做。

☑ 超声检查

很多准妈妈非常关注 B 超检查。在孕早期行 B 超检查，可以帮助医生了解准妈妈此次妊娠是宫内孕还是宫外孕；胎儿是否存活，胎囊（大小、形状、位置）、胎芽（头臀长、胎心搏动）、子宫及卵巢的情况，是否为多胎妊娠；帮助医生评估孕周，排除妊娠有关异常（葡萄胎、胎停育）及其他妇科疾患（盆腔肿块、子宫畸形）。

特殊超声检查 NT（胎儿颈部透明带检查）：准妈妈可以在孕期 11~13^{+6} 周做此项检查，以早期判断胎儿是否为罹患唐氏综合征的高危人群。主要是以超声波来看胎儿颈部透明带的厚度，如果厚度大于 2.5~3 毫米，胎儿罹患唐氏综合征的几率就会较高。这时，医生会建议准妈妈进一步做羊膜腔穿刺术，以诊断是否有染色体异常。

小贴士

可能有的准妈妈对上面提到的一些检查内容还不是很了解，下面就具体解释一些常见的检查项目：

（1）血常规：是孕期检查中最常采用的化验检查，主要是对血液中白细胞、红细胞、血红蛋白、血小板等成分的数量、分类及其性状进行分析。

26

（2）尿常规：是产前检查中最为频繁的检查项目，属于泌尿系统的常规检查，主要包括尿蛋白、潜血、白细胞、尿糖、酮体、尿胆原、胆红素等。

（3）血压：了解基础血压，及时发现妊娠期高血压疾病。孕妇正常血压为收缩压低于 140 毫米汞柱（mmHg），舒张压低于 90mmHg，即＜ 140/90mmHg，与非孕时的成年人一样。孕期血压较基础血压（孕前）升高 30/15mmHg，然而低于 140/90mmHg 时，不作为诊断依据，但必须严密观察。

温馨提示：测量血压前，被测者至少休息 5 分钟；测前半小时禁止吸烟、禁饮浓茶或咖啡，排空小便；避免紧张、焦虑、情绪激动或疼痛；全身肌肉放松。

（4）乙型肝炎：此阶段最重要的是为准妈妈抽血检查是否携带乙肝病毒，如果准妈妈乙肝病毒表面抗原（HBsAg）为阳性，一定要在生下胎儿 24 小时内（最好是 12 小时内），为新生儿注射乙肝疫苗和乙肝免疫球蛋白，以预防新生儿被感染。

（5）TORCH：是一组病原微生物的英文缩写，其中 T 指弓形虫，R 指风疹病毒，C 指巨细胞病毒，H 主要指人类免疫缺陷病毒（HIV），O 指其他，主要为梅毒螺旋体等。孕妇 TORCH 感染可引起胎儿宫内感染而导致流产、死胎、早产和先天畸形等。

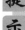
专家提示

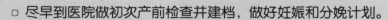

□ 尽早到医院做初次产前检查并建档，做好妊娠和分娩计划。

□ 避免接触有毒、有害和不利于胎宝宝发育的物质。

□ 积极应对早孕反应，保证摄入均衡膳食并补充叶酸。

我的孕期检查及分娩计划书

（记录末次月经、预产期、预约的产检时间、计划分娩的医院等）

准妈妈的照片和胎宝宝的 B 超照片

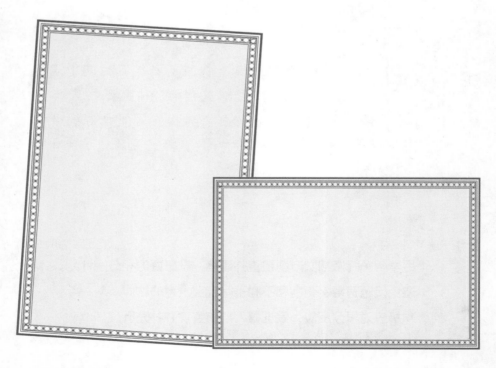

准妈妈的感受

写给宝宝的话

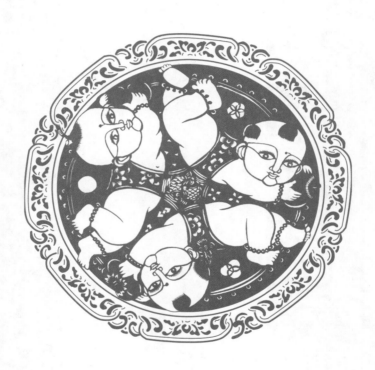

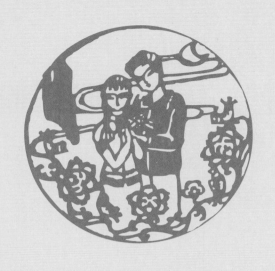

〖孕中期〗

（怀孕第 14~27 周末）

　　熬过了艰难的前 3 个月，步入孕中期的准妈妈终于可以摆脱早孕反应的困扰，开始食欲大增，体形有了明显的变化。此时，胎宝宝也在快速生长。

　　幸福的准妈妈，你知道胎宝宝都需要什么吗？你是否已经调整好心情，可以从容面对孕期的生理变化和不适了呢？

胎宝宝的生长发育

妊娠周数	身长（厘米）	重量（克）	身体特征
16 周末	约 16	约 110	器官基本发育，性别可辨，有呼吸样运动
20 周末	约 25	约 320	全身覆盖毳毛，出现胎脂，开始吞咽和排尿
24 周末	约 30	约 630	各脏器均已发育，出现眉毛、睫毛、指甲，肺泡已发育
28 周末	约 35	约 1000	皮下脂肪沉积，全身覆盖胎脂，四肢活动好，有呼吸运动

　　到了孕中期，胎宝宝的大脑体积占了整个身体的一半，重要器官也将发育完成，手指、脚趾已经完全分开，一部分骨骼开始变得坚硬，并出现关节雏形。从牙齿到指甲，胎宝宝都在快速地生长着，体重也在逐渐增加。

　　怀孕第 4 个月，胎宝宝的额部更为突出，两眼之间的距离越来越近了，但是眼睑仍然是紧闭着的。肝脏、肾脏日渐发达，血液循环开始进行。生殖器官逐渐发育，男、女生殖器官的区别更加明显，男胎宝宝开始形成前列腺，而女胎宝宝的卵巢从腹部移到骨盆附近。胎宝宝的指纹出现了，皮肤渐渐增厚，变得红润且有光泽，具有了一定的防御能力，这有利于保护内脏器官。胎宝宝心脏的搏动更加活跃，外生殖器已经可以分辨男女。

　　随着胎盘功能的逐步完善，胎宝宝的发育加速，骨骼进一步发育，腿的长度超过了胳膊，肌肉逐渐结实，也开始长脂肪了，加上羊水增多，他（她）的手脚已经能在羊水中稍微活动了，如握紧拳头、翻跟头、转身等，指关节也开始运动，并且开始吮吸自己的大拇指。敏感的准妈妈在此期可以感觉到些许异动，这就是最早体会到的胎动了。胎宝宝的皮肤上覆盖了一层细细的绒毛（这层绒毛通常出生时就会消失），眉毛和头发迅速生长（头发的纹理密度和颜色在出生后都会有所改变），手指甲也完整地形成了。在此期，胎宝宝开始可以打嗝了，这是有呼吸的先兆。同时，胎宝宝开始有听觉了。

怀孕第 5 个月，胎头约占身长的 1/3，大小像个鸡蛋。胎宝宝的皮肤变得不透明了，皮肤呈暗红色，皮肤的腺体分泌出一种白色、黏稠的油脂样物质，即我们常说的胎脂，并且可以看见少许头发。准妈妈可以清楚地感受到胎动。此时，胎宝宝的心脏搏动更加有力，用听诊器通过腹壁可以听到胎宝宝心脏的跳动。胎宝宝的感觉器官进入生长的关键期，嗅觉、味觉、听觉、视觉及触觉开始发育，并且对光有了感应，但大脑皮质功能并未成熟，大脑的功能亦未得到发挥。他（她）的神经组织已经比较发达，并且开始有了一些感觉。肾脏开始产生尿液了，呼吸肌开始运动，并且已经具有了吞咽及排尿功能和分泌现象。羊水达 400 毫升左右。

怀孕第 6 个月，胎宝宝的运动能力越来越强，有时过于剧烈，导致准妈妈晚上无法入睡。胎宝宝的头骨、脊椎、肋骨及四肢的骨骼进一步发育，骨骼完全形成，关节也很发达，能抚摸自己的脸部、双臂和腿部，甚至能低头。在这个时期，胎宝宝会重复喝羊水和吐羊水的动作，通过这样的过程，逐渐熟悉寻找妈妈乳头的反射性动作。胎宝宝对外部声音更加敏感，而且能很快熟悉经常听到的声音。此时，胎宝宝看起来已经像一个微型宝宝了，五官已发育成熟，嘴唇、眉毛和眼睫毛已经清晰可见，视网膜也已形成，具备了微弱的视觉。胎宝宝的胰腺及激素的分泌正在稳定的发育过程中，肺内的血管也进一步发育。在牙龈下面，胎宝宝恒牙的牙胚也开始发育了。此时，准妈妈需要多补钙，为宝宝将来能长出一口好牙打下基础。

怀孕第 7 个月，胎宝宝的听力已经形成，对外界声音的反应比较敏感，因此，应尽量远离使胎宝宝躁动不安的声音，比如开得很大的音响声、邻家装修时的电钻声等。胎宝宝舌头上的味蕾正在形成。在这个阶段，胎宝宝的"表情"已经非常丰富了，不仅会哭会笑，还会眨眼睛。他（她）的大脑对触摸已经有了反应，开始出现情绪的变化，而且能感应到准妈妈的情绪变化，当准妈妈情绪低落时，胎宝宝也开始忧伤，当准妈妈心情愉快时，胎宝宝也会跟着开心。

 ## 准妈妈的身体变化

进入孕中期，准妈妈的情绪逐渐稳定，食欲也逐渐增加，精力比较充沛，心情放松，体重开始明显增加。这时候，准妈妈会发现自己的皮肤发生了变化，颜色有点发黑。别害怕，这是因为孕期雌激素对皮肤表层黑色素细胞的影响。到了这个时期，腹部和下肢的血液供应也逐渐增加，有些准妈妈会出现静脉曲张，还有个别准妈妈会出现原有痔疮加重的情况。

第一次感觉到胎动是非

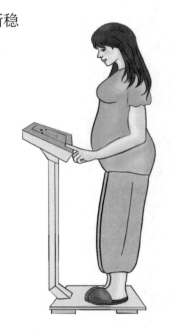

常幸福的事情。准妈妈们最早发现胎动大概在怀孕第18~20周左右，到24周左右会有明显的感受。胎动其实就是胎宝宝在妈妈宫腔里运动，有时犹如鱼儿在游泳，有时感觉像蝴蝶在拍动翅膀。这一时期，胎宝宝在妈妈宫腔里的活动明显增多，有时会踢踢腿、伸伸腰、打个拳，从妈妈腹部可看到一起一伏的变化。

随着孕周的逐渐增大，体重逐渐增加，准妈妈活动后更容易疲劳、出汗，并会有腰背部酸痛等症状。脸部会出现妊娠斑，腹部会出现妊娠纹，颜色会逐渐加深。明显膨隆的子宫，使胃肠上移，准妈妈会出现消化不良及胃部烧灼感。因此，准妈妈们在这段时间应少食多餐，并且进食易消化吸收的食物。

孕期体重增长分布

怀孕后体重增长是理所当然的，但增加的体重长在了哪里？孕期增重多少才算合适呢？让我们先来了解一下增加体重的分布情况吧！

胎儿、胎盘、羊水	4.75千克
乳房、子宫	1.3千克
血液	1.25千克
细胞外液	1.2千克
脂肪及其他	4.0千克
合计	12.5千克

因此，到怀孕结束时，准妈妈的体重与孕前相比会增加12.5千克左右。当然，这只是个平均值，你应该增加多少体重，还要根据孕前体重（体质指数）和具体情况而定。

准妈妈的营养与饮食

1. 孕中期膳食指南

进入孕中期，胎宝宝的生长发育增快了，准妈妈也逐渐适应了孕期的身体变化，恶心、呕吐等不适症状消失，身心安宁，食欲旺盛，对各种营养素的需求量显著增加。这个时候是准妈妈补充营养的良好时机，但应注意避免饮食过量、增重过多。

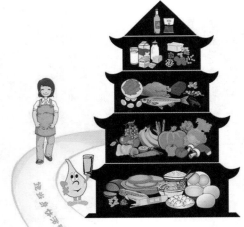

植物油 25~30 克
盐 6 克

奶类及奶制品 300~500 克
大豆类及坚果 40~60 克

鱼、禽、蛋、肉类（含动物内脏）200~250 克
（其中鱼类、禽类、蛋类各 50 克）

蔬菜类 400~500 克（绿叶菜占 2/3）
水果类 200~400 克

谷类、薯类及杂豆 300~400 克（杂粮不少于 1/5）
水 1200 毫升

孕中、孕晚期妇女平衡膳食宝塔（中国营养学会妇幼分会）

● 适当增加鱼、禽、蛋、瘦肉、海产品的摄入

从孕中期开始，准妈妈的体重进入快速增长时期，需要更多的能量和优质蛋白质。其中，深海鱼类除了提供优质蛋白质外，还可 提供多不饱和脂肪酸，这对孕 20 周后胎儿脑和视网膜的功能发育很重要。

★从孕中期开始，每天要比孕早期多摄入总计50~100克的鱼、禽、蛋、瘦肉。鱼类作为动物性食物的首选，每周最好能摄入2~3次。每天还应摄入1个鸡蛋。

◉ 适当增加奶类的摄入

奶及奶制品对孕期蛋白质的补充非常重要，同时也是钙的良好来源。从孕中期开始，准妈妈每日至少应摄入300毫升的牛奶或相当量的奶制品，并补充300毫克的钙（或喝500毫升的低脂牛奶），以满足自身和日渐长大的胎宝宝对钙的需求。

温馨提示 ★孕中期每日钙的需要量为1000毫克。除了奶及奶制品，富含钙的食物还有鱼、海带、虾皮、芝麻酱、豆类及豆制品。但是，豆浆和大豆制品的钙含量远不如牛奶，所以不能代替牛奶补钙。菠菜、苋菜、空心菜等蔬菜含有大量的草酸，可能会影响钙的吸收，在烹煮时宜先焯水后再加工，可去掉部分草酸，增加钙的吸收。

◉ 常吃含铁丰富的食物

孕中期每日需要铁25毫克。如孕期铁摄入不足，孕妇易发生缺铁性贫血，还会影响胎儿的铁储备。富含铁的动物性食物有动物血、肝脏、牛羊肉等，植物性食物有黑木耳、紫菜、蘑菇、黄花菜等。其中，动物来源性铁的吸收利用率更高。

温馨提示 ★补铁的同时，要多摄入富含维生素C的新鲜水果和蔬菜，如芥菜、韭菜、橙子、猕猴桃等，或补充适量的维生素C制剂，有助于铁的吸收和利用。

◐ 适量身体活动，维持体重的适宜增长

从孕中期开始，准妈妈的体重增加每周不应超过 0.4 千克。盲目增加食物摄入会引起自身增重过多和胎儿过度生长，可导致准妈妈发生妊娠期糖尿病，增加出生巨大儿的风险。因此，准妈妈应根据自身的体能，每天进行不少于 30 分钟的低强度身体活动，如散步、做体操等。此外，户外活动有助于增加维生素 D 的合成，促进钙吸收，从而促进胎儿的骨骼发育和母体的骨骼健康。

◐ 戒烟、禁酒，少吃刺激性食物

烟草、酒精对胚胎发育的各个阶段都有明显的毒性作用，容易引起流产、早产、胎儿畸形等。有吸烟、饮酒习惯的女性，孕期必须戒烟禁酒，并且远离吸烟环境，同时还应避免喝浓茶、咖啡，其他刺激性食物也应尽量少吃。

 孕期铁缺乏

铁缺乏是孕期女性最常见也最容易被忽视的营养缺乏症之一，严重威胁着准妈妈及胎儿的健康。"中国孕妇、育龄妇女铁缺乏症患病率调查"显示，有 49.5% 的育龄妇女和 61.7% 的孕妇患铁缺乏症，且孕妇铁缺乏症患病率会伴随妊娠进程而升高，进而影响到胎儿的生长发育。

由于胎儿、胎盘以及母体自身需要，孕期女性对于铁的需要量额外增加。尤其到了孕中期，血容量迅速增加，红细胞增加相对缓慢，容易发生贫血。若孕期铁供给不足，严重者会出现缺铁性贫血，易引发妊娠期高血压疾病；由于心肌缺氧，易导致贫血性心脏病、机体免疫力下降，甚至发生产褥感染等情况。

婴儿前 6 个月的铁储备来自胚胎期的铁，因此孕期缺铁对于胎儿及出生后婴幼儿的健康状况也具有深远的影响。婴儿铁缺乏，可能会造成食欲缺乏、免疫功能低下，易患各种感染等；病情严重的，还可能对儿童期学习和记忆能力造成不良影响。

每个孩子的健康成长都寄托了父母的殷切期望。出现了铁缺乏的准妈妈，除了食补之外，还需遵循"安全、小量"的原则，在医生的指导下常规性、预防性地补充"小剂量、高吸收率、安全性好、可长期服用"的铁剂，及时治疗和纠正缺铁性贫血，以确保妈妈和宝宝的健康。

2. 孕中期一日食谱举例

□ **早餐**

全麦面包 1 个（全麦面粉 25 克）

小米粥（小米 25 克，大米 25 克）

煮鸡蛋 1 个（鸡蛋 50 克）

莴苣拌花生米（莴苣 70 克，花生米 15 克，芝麻油 5 克）

□ **上午加餐**

水蜜桃 1 个（110 克）

酸奶 1 小杯（125 克）

□ **中餐**

米饭（大米 125 克）

青椒肉丝（鸡胸脯肉 25 克，青甜椒 55 克，花生油 2 克）

芹菜鱿鱼（芹菜茎 55 克，鲜鱿鱼 40 克，花生油 2 克）

清炒木耳菜（木耳菜 55 克，花生油 2 克）

西红柿菠菜汤（西红柿 30 克，菠菜 25 克，虾仁 16 克，芝麻油 1 克）

□ 下午加餐

桔子 2 个（100 克）

酸奶 1 小杯（125 克）

□ 晚餐

米饭（大米 125 克）

红烧鲅鱼（鲜鲅鱼 44 克，花生油 4 克）

豆腐烩多蔬（南豆腐 180 克，鲜蘑菇 30 克，胡萝卜 20 克，竹笋 30 克，芸豆 25 克，花生油 3 克）

海带肉丝汤（水发海带 35 克，瘦猪肉 25 克，菠菜 25 克，花生油 1 克）

□ 晚加餐

苹果 1 个（100 克）

牛奶 1 杯（250 克）

可提供热量约 2392 千卡

有问有答

准妈妈： 主食到底有多重要？

医生： 孕中期要增加营养，但是不能只吃大鱼大肉而忽略主食，否则会加重肾脏负担，营养摄入不均衡，影响胎儿的发育。正确的做法是，在保证主食摄入量充足的基础上，注意粗细粮搭配。另外，膳食不能过于精细，应选择标准米和标准面粉，少吃精米、精面。

准妈妈： 现在很容易饿，又担心吃多了会营养过剩，怎么办？

医生： 孕中期以后胃口会逐渐好起来，也需要比孕早期更多的能量支持胎宝宝的生长发育，所以准妈妈感觉容易饿很正常。可以在两餐之间补充一些水果、酸奶、坚果或奶制品。如果担心吃得过多，可以选择一些能量较低的食物，代替高热量的食物。比如，可用玉米、全麦面包代替坚果类食物。

 ## 准妈妈的心理健康

随着早孕反应的逐渐消失，大多数准妈妈顺利进入了孕中期。通过医生的检查，准妈妈听到了宝宝的心跳声，看到了 B 超影像下宝宝的轮廓，感受到了胎动。子宫里的那个小生命越来越真切地和你的生活密切联系在一起了。

大多数准妈妈此时已经适应了自己的角色，无论平时做事谨小慎微或是大大咧咧，这时候都会很在意生活中的诸多细节是否会影响到宝宝的健康发育。按时做好产前检查对准妈妈和胎宝宝都很重要，医生会及时发现异常情况。那些被诊断患有孕期并发症 / 合并症的准妈妈，可能会面临更大的心理压力。

1. 孕中期常见的心理和情绪变化

积极的情绪反应——接受、期盼、幻想、幸福
消极的情绪反应——紧张、焦虑、抑郁、厌倦

那些在孕早期已经做好准备并适应了角色转变的准妈妈，这时

已经能够轻松面对孕中期的各种身体变化了。即使产前检查发现了某些异常，也多可以在医生的指导下正确应对。

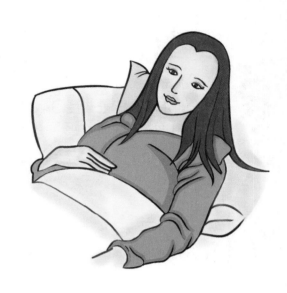

孕中期准妈妈的身体还比较灵活，发生危险的几率也相对较小，可以趁着宝宝还在肚子里健康生长，自己多到户外的阳光下活动身体，呼吸新鲜空气。有条件者可安排和家人短途旅行，充分放松身心，抓紧享受"二人世界"的亲密与幸福。

孕中期准妈妈要进行唐氏筛查、糖尿病检查，还可能发现妊娠期高血压疾病、贫血等孕期并发症/合并症。有些准妈妈被确诊后，格外紧张与担心，出现失眠、焦虑，甚至产前抑郁。原本经过医生的规范诊治可以控制的疾病，却由于准妈妈过于消极的情绪而使病情加重，不利于自身的健康和胎宝宝的生长发育。

另外，还有一些准妈妈在这个时期出现了厌倦、被束缚的感觉，好不容易摆脱了早孕反应的不适，这时却发现生活受到了限制，越来越不方便了。一些喜欢的美食、饮料，为了宝宝不得不忍痛割爱；原来健步如飞、爱好运动，现在不得不放慢脚步，只能看着别人在运动场上酣畅淋漓；原来和闺蜜轻松地逛街、看电影，现在却要开始打听奶粉、纸尿裤、婴儿服了。难道准妈妈的生活就要从此进入"婆婆妈妈"的节奏了吗？

2. 孕中期心理健康指导

● 孕中期是增进夫妻感情的好时机，准妈妈、准爸爸可以适当放慢生活节奏，充分享受生活的乐趣，相互理解、相互支持，共同孕育爱情的结晶。

◎ 患有妊娠期糖尿病、妊娠期高血压疾病等孕期并发症的准妈妈，不要过于担心，这些疾病虽然是因为怀孕而第一次出现在你身上，但对于产科医生来讲却是比较常见的疾病，只要听从医生的指导与建议，及时诊治，病情多可以得到有效的控制，不会对胎宝宝产生不良影响。

◎ 不少准妈妈在孕期都会出现不同程度的焦虑、抑郁情绪，准妈妈可以向心理和产科医生进行面对面的咨询，寻求适当的解决办法。

◎ 保持积极乐观的心态，找到适合自己的孕期心理调适方法，家人，特别是丈夫要重视和关注准妈妈的心理变化，体贴、安抚准妈妈的情绪，使准妈妈的不良情绪有恰当的发泄途径。和谐的家庭氛围和宽容感恩的心态,有助于准妈妈积极乐观地享受孕育宝宝的过程。

准妈妈生活指导

1. 孕期适量运动

◎ 孕期运动的好处

怀孕后坚持适当运动，对准妈妈和胎宝宝都大有好处。

运动能帮助准妈妈放松心情，更满意孕期生活。运动能够增加腹肌、腰肌、盆底肌的力量,改善背痛,增加产力,有助于顺利地自然分娩。运动有助于增加肠蠕动，从而改善便秘症状；还可促进全身血液循环，减轻水肿。

准妈妈运动时，血流旺盛，供应胎宝宝的氧气会更充足，有利于促进胎宝宝的发育，使其身体组织，尤其是脑部的活动更为活跃。妈妈运动时产生的愉悦心情可以传递给胎宝宝，令胎宝宝也有快乐的感觉。

🌀 适合准妈妈的运动

尽管孕期运动锻炼对准妈妈和胎宝宝都有好处，但是也要提醒准妈妈，孕期运动锻炼要适度，根据自己的喜好和实际情况来选择适当的运动强度和方法，切忌超负荷运动，否则对准妈妈和宝宝的健康无益，甚至可能造成一定的不良影响。

下面介绍几种适合准妈妈的运动：

☑ 散步：对准妈妈来说，散步是最好的增强心肺功能的运动。散步可以让你保持健康，同时不会扭伤膝盖和脚踝。在整个怀孕期间，散步都是很安全的。注意，应选择平坦且相对安静的地方散步，准备一双合脚的鞋。

☑ 游泳：游泳是孕期理想、安全的锻炼方式。游泳可以锻炼大肌肉群（臂部和腿部肌肉），对心血管也很有好处。身形日益庞大的准妈妈在水中会感到自己的身体不那么笨重。

☑ 低强度的有氧操：做有氧操有助于增强心肺功能，并且可以在固定的时间保证有规律的锻炼，但需要在专业人员指导下进行。另外，参加专门为准妈妈开设的课程，还可以充分享受与其他准妈妈一起交流情感的美好时光。

☑ 跳舞：跳舞能促进身体的血液循环。准妈妈可以在家里舒适的客厅中跟着自己最喜欢的音乐起舞，也可以参加孕妇舞蹈班。

☑ 瑜伽：近些年，瑜伽在准妈妈间越来越流行。练习瑜伽有

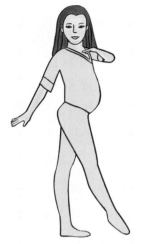

助于保持肌肉张力，使身体更加灵活，关节承受的压力也很小。在练瑜伽的同时，每周可以再安排几次散步或游泳，加强对心脏的锻炼。

☑ 跑步：怀孕前有跑步习惯的准妈妈，妊娠期可以继续跑步运动，但需要调整运动强度。

☑ 骑自行车：是一项非常好的有氧运动方式，但应注意骑行的环境与安全。

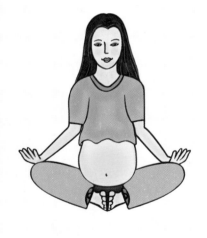

◎ 不适合准妈妈的运动

不管是日常活动还是运动，都应该缓慢进行，避免过度劳累。对准妈妈来说，急转身、快速奔跑等易造成盆底部冲击及缺氧的运动都不适合。

准妈妈应该避免以下运动：①竞赛及身体接触性运动；②关节过屈或过伸运动；③平衡及协调性运动，如滑雪、体操、打篮球、骑马等。

此外，准妈妈要避免在仰卧姿势下运动，因为这种姿势会使身体的心输出量减少、血压降低，影响胎宝宝的血液供应。

◎ 最佳的运动时间

不建议准妈妈在孕早期进行运动，正常孕妇最好在怀孕 3 个月后开始规律运动。

运动时间开始为每周 1~3 次，逐渐增加至每周 4 次及以上。每次锻炼时间持续 30~40 分钟，可根据不同的运动形式及自身状态随时调整。

◉ 适宜的运动强度

准妈妈无论采取何种运动方式，运动强度都应控制在轻到中度，以运动后不感觉疲劳为宜。准妈妈在运动时，可以自我监测心率，如有任何不适，应立即停止运动，必要时到医院检查。

为了保持自身和胎儿健康，准妈妈运动时的合理心率为最大心率的 60%~90%。下表所示心率范围适合大部分准妈妈。在开始新的锻炼项目时和孕晚期，心率应在所示范围的下限。

孕妇年龄（岁）	心率范围（次/分钟）
< 20	140~155
20~29	135~150
30~39	130~145
≥ 40	125~140

引自：Royal College of Obstetricians and Gynaecologists，January 2006

◉ 准妈妈运动的禁忌证

国内外专家提出，存在以下情况的准妈妈不宜运动：①妊娠期高血压疾病；②胎膜早破或有早产风险；③宫颈闭锁不全、宫颈环扎术；④孕中期或孕晚期持续阴道流血；⑤前置胎盘；⑥胎儿生长受限；⑦多胎妊娠；⑧有慢性高血压或甲状腺功能亢进，以及心脏、血管或肺部疾

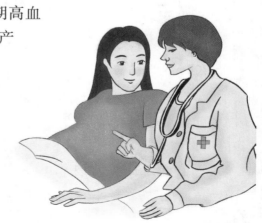

病等。

此外，有过自然流产史、早产史的准妈妈，应在医生指导下进行适当身体活动。

温馨提示	★妊娠期运动和锻炼应避免在高热、潮湿或寒冷的环境中进行。

★妊娠期运动和锻炼应避免在高热、潮湿或寒冷的环境中进行。

★选择空气清新、环境优美、温度适宜的室外环境或舒适的室内环境。

★保证衣着宽松舒适，利于吸汗、散热，鞋子合脚、舒适，保证安全。

★运动前做热身，运动后做放松练习，动作要舒缓、有节奏，避免屏气用力和增加腹部压力的动作。

★运动前后和运动时应保证水分和食物的供应，避免出现脱水、低血糖等现象。

★尽可能跟朋友或家人一起做运动，以保障安全。

★在运动过程中一旦出现以下情况，必须立即停止运动：①阴道出血或有液体流出；②感到头晕、乏力、呼吸困难；③腹部疼痛；④胸部疼痛；⑤胎动减少；⑥严重头痛。

2. 做个职场准妈妈

◉ 生活有规律：怀孕后，有规律的生活，按时起床，按时吃饭，按时睡觉，保持一定强度的脑力或体力劳动，晚上睡眠质量高，对于准妈妈是非常有益的。

◉ 精神状态良好：一般情况下，准妈妈多能在单位里得到较多的照顾，这使得她们在孕期不会有过重的工作负担，但也不会无所事事。做一些轻松的工作，适度用脑，能让人保持良好的精神状态。一些孕期轻微的不适也会在充实的工作中被冲淡。

◉ 保留原来的社交圈：准妈妈上班还能促进与同事的友好关系。怀孕后，可与有经验的同事交流妈妈经，还能和未孕小姐妹分享自己的怀孕感受。这是女人之间有效增进友谊的方法。

◎ 减少职场风险：一般说来，从怀孕到分娩，需经历280天，产假至少3个月。前前后后总共一年的时间。这期间，你的工作需要有人顶替，当产后再恢复工作时，可能会有生疏的感觉。而孕期坚持工作，使自己的工作能力一直保持，产后能很快适应原来的工作节奏。

◎ 保证稳定的经济收入：从怀孕开始，家庭开支就会明显增加。准妈妈的衣食住行都会增加开销。宝宝出生后，更是大大增加了家庭支出。准妈妈继续工作，使家庭收入稳定，减轻准爸爸的负担，有利于保持准妈妈的自信，保证生活质量。

总之，孕期上班，于身体、于精神、于物质都有好处。没有异常情况的准妈妈，还是继续上班吧。

小贴士

准妈妈不宜从事的工作

准妈妈可以参加一般的日常工作，但不宜从事以下可导致流产、早产、胎儿畸形等严重危害母亲及胎儿健康的工作。

★ 繁重的体力劳动：繁重的体力劳动消耗热量很多，会增加心脏的血液输出量，加重准妈妈的负担，影响胎儿的生长发育，甚至造成流产、早产。

★ 频繁弯腰、下蹲或攀高的工作：长时间蹲位或弯腰会压迫腹部，影响胎儿发育，引起流产、早产。准妈妈在孕晚期往往会行动不便，且常伴有下肢水肿，更不适宜参加这类工作。

★ 高空或危险作业：准妈妈不宜参加有跌落危险的作业、距地面2米以上高度的作业以及其他有发生意外事故危险的作业。

★ 接触化学有毒物质或放射性物质等的作业：化学有毒物质及放射性物质等有致畸、致癌作用，严重危害母子健康。化学物质中的铅、汞、砷、氰化物、一氧化碳、氮气、苯、甲苯、二甲苯、环氧乙烷、苯胺、甲醛等，在空气中的浓度超过卫生标准时，准妈妈不宜在此环境下工作。

★ 高温作业、振动作业和工作环境噪声过大的工种：研究表明，工作环境温度过高，或振动剧烈，或噪声过大，均可对胎儿生长发育造成不良影响。

★ 接触电磁辐射的工种：研究结果表明，电磁辐射对胎儿来说是看不见的凶手，可严重损害胎儿健康，甚至会造成畸胎、先天愚型和死胎。所以，接触工业生产放射性物质，从事电磁辐射研究、电视机生产以及医疗部门的放射线工作的人员要加强防护。

★ 医务工作：医务人员在传染病流行期间，经常与患各种病毒感染的病人密切接触，而这些病毒（主要是风疹病毒、流感病毒、巨细胞病毒等）会对胎儿造成严重危害。因此，临床医务人员在计划受孕或早孕阶段若正值病毒性传染病流行期间，最好加强自我保健，严防病毒危害。

3. 准妈妈衣着有讲究

孕期是一个非常特殊的时期，穿着也不应马虎。以下是准妈妈穿着要注意的几个方面：

◉ 内衣：怀孕后，准妈妈的胸部有肿胀感，且逐渐增大，一定要选择一副大小适合的、能起撑托作用的乳罩，并且要质地应柔软，透气性好，罩杯舒适，肩带较宽并且可以调节。如果感觉胸部被裹得紧紧的，就应该更换合适的胸罩。内裤应选择上口较高的大内裤，且是天然织物面料，有一定的伸缩性，以满足不断变大的腹部。

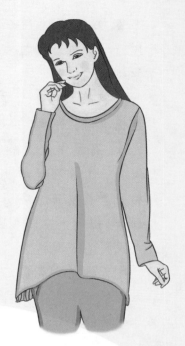

◎ 外衣：随着孕周增长，准妈妈的腰围会明显增大，穿衣的总体原则应是舒适、宽松、轻软、便于穿脱。裤腰不要过紧，最好可以调节，可选背带裙或裤。准妈妈容易出汗，所以应选择透气性、吸湿性好的面料。冬天可选择轻便、保暖的棉服或羽绒服。

◎ 鞋：准妈妈选择鞋时应以平跟鞋或坡跟鞋为主，鞋跟高度不要超过3厘米，以免重心不稳，鞋底不能太薄，软硬适中，否则不利于缓冲行走时产生的振动。随着腹部增大，准妈妈弯腰系鞋带会非常不方便，所以应穿鞋面柔软、松紧口、便于穿脱的鞋子。鞋底要防滑，并且注意外出时尽量不要穿拖鞋。到妊娠后期，可能会有下肢水肿，所以准妈妈买鞋时鞋号要稍大些。

4. 外出旅行调节心情

怀孕中期危险较少，是准妈妈出游比较安全的时段。

准妈妈外出旅行应注意：

◎ 行程安排要宽松，以休闲、放松为主要目的。出游前要向医生了解一些自我防护知识，以便旅途中出现意外时积极应对。旅游地点不要太偏远，应确保在发生任何紧急状况时，都可获得妥善的医疗服务。

◎ 旅游期间，准妈妈可选择宽松且易整理、透气、吸湿、保暖性好的棉麻孕妇装，将自己打扮得美丽大方，在旅游途中为自己带来一份好心情。鞋子应舒适、防滑，以最大限度地保护准妈妈和胎宝宝的安全。最好携带一个枕头或软垫，这样搭乘飞机或汽车时会更舒适。

◎ 坐飞机或火车时尽量选择靠过道的位置，便于起身活动。适当活动身体或抬高小腿，促进血液循环，预防静脉血栓。各航空公司对孕妇乘坐飞机均有相关规定，准妈妈在乘机前应详细了解。

◎ 如果是与亲人自驾车旅游或者自己驾车出行，准妈妈一定要正确地调整好座椅并随时系好安全带，以便对自己和胎宝宝起到保护作用。常用的三点固定式安全带应分别跨越子宫上方和下方，以松紧适中、感觉舒适为宜，切忌将安全带从腹部中间绕过。否则，一旦急刹车，有可能导致子宫受到冲击和压迫。准妈妈的身体和子宫中的羊水能够为胎宝宝提供安全的防护与缓冲。

◎ 外出就餐要注意卫生，选择较放心的餐厅，多吃营养丰富的食品，避免刺激和不洁的食物。

◎ 不论是短时的外出还是较远的旅行,准妈妈都要有伴侣照应。不要去人多拥挤、环境嘈杂的地方，以免腹部受到碰撞挤压，也减少感染疾病的机会。要携带自己的孕期保健卡，以备紧急情况下供其他医生参考。

5. 保持良好的睡眠质量

◎ 正确的睡姿：由于心脏位于左侧，所以一般人的睡眠姿势以右侧为主，可以减少对心脏的压力。对准妈妈来说，采取左、右侧卧位均可，最好是左侧卧位，有利于子宫及胎盘血流，避免压迫下腔静脉和腹主动脉，更有利于胎宝宝的生长发育。有些准妈妈会出现下肢水肿，侧卧位的同时把腿抬高，有助于减轻下肢水肿的现象。

妊娠晚期准妈妈仰卧位时，还可能出现仰卧位低血压综合征，表现为头晕、恶心、呕吐、胸闷、面色苍白、出冷汗、心跳加快及不同程度的血压下降，严重者可危及母儿生命。一旦发生上述症状，应当立即转为侧卧位，症状即可减轻或消失。

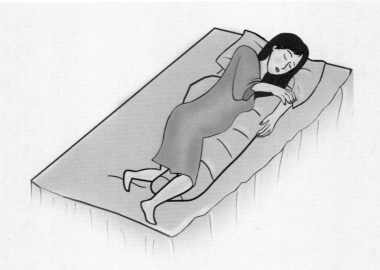

● 舒适的卧具：对于准妈妈们来说，床垫不宜过于柔软。同时，还要注意枕头应软硬高低适宜。如果怀孕前的床具很舒服，怀孕后就没必要更换，只要能保持准妈妈良好的睡眠即可。

● 增加睡眠：增加午睡可缓解准妈妈的疲劳，促进身体恢复。午睡时间一般为 30~60 分钟，但也因人而异，应根据自己的睡眠情况、身体状况而定。任何时间如果准妈妈觉得累了，可以随时休息。

注意：睡觉时不要趴在桌子上，最好能躺下休息，全身放松。

睡眠时间个体差异较大，安静的环境、新鲜的空气有利于睡眠，睡前喝杯热牛奶、每天适度运动等有利于提高睡眠质量。

6. 注意口腔保健

妊娠期间受激素分泌的影响，牙龈充血肿胀，容易引发牙周炎，还会产生牙周水肿、牙齿松动等。这些口腔疾患会引发牙龈出血、肿胀、牙痛和发热等症状，影响准妈妈休息、进食及营养摄入。此外，怀孕期间，准妈妈饮食结构可能有所改变，进食次数增多，大量的食物残渣存留在口腔中，为细菌繁殖提供了适宜环境，如果不注意口腔卫生，就容易发生牙齿龋坏。

因此，准妈妈在怀孕期间应做好自我保健，注意口腔卫生，坚持早晚刷牙、饭后漱口，特别是吃了甜食之后，避免食物残渣在口内发酵产酸。牙刷要选择软毛、刷头较小的，以便把各个部位都刷到，而不会刺激到牙龈。

孕期牙龈若发生急性炎症，应及时到正规医院口腔科就诊，不要随意服用消炎药，以免对胎宝宝造成不良影响。口腔疾病的治疗最好在孕前完成，应避免在孕早期和孕晚期治疗口腔疾病，特别应避免在孕期对牙齿进行复杂创伤性手术治疗。

7. 应对孕期腰背痛的方法

孕中期以后，准妈妈腹部明显突出、身体负担加重，普遍会发生腰酸背痛的现象，下面提供几种日常预防和保健的方法：

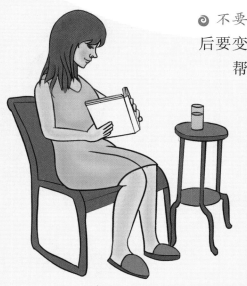

◉ **不要久坐或久站**：坐或站一段时间后要变换一下姿势。起身时也可用手帮助支撑，减少腰背部用力。

◉ **维持身体的正确姿势**：站立时，眼睛平视，抬头挺胸，肩膀后缩、放松，双手自然放下，收小腹，将脊椎挺起，双脚应平踩地面，膝盖朝正前方，保持重心平稳。座椅高度应与体形相适应，先坐正、坐直，再轻轻弯曲腰部，使背部形成半后倾姿势，腰部可放置小靠垫。睡觉时最好采用侧卧姿势，双腿稍弯曲，可缓解腰背压力，放松腰背部肌肉。

◉ **坚持孕期运动**：适度锻炼腰、腹、背等部位的肌肉，有助于预防及缓解腰酸背痛的现象。

◎ 适当按摩：准爸爸可帮助准妈妈按摩腰部。把两手对搓发热以后，重叠放于腰椎正中，由上而下推搓 30~50 次，使局部产生发热感，这样可以减轻腰部不适。

◎ 控制体重：过重的体重无疑会给腰背部增加额外的负担，因此准妈妈控制体重非常重要，要注意合理饮食、适当运动，使孕期体重控制在合理范围，可减少腰背痛的发生。

8. 安全沐浴

准妈妈容易出汗，因此经常洗澡是有益的。

◎ 洗澡水的温度不可过高，应在 38℃左右，水温过高会损害胎宝宝的中枢神经系统，不利于其发育。

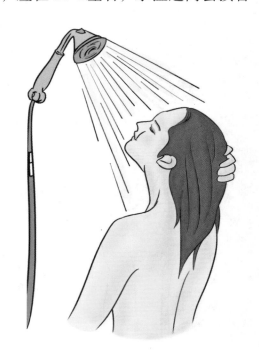

◎ 准妈妈比较怕热，但在夏天气温高的时候也不能图一时痛快而洗凉水澡，以免引起子宫收缩。

◎ 冬天洗澡时要注意浴室温度，预防感冒。

◎ 准妈妈应该洗淋浴，最好不要采用坐浴。因怀孕后，准妈妈的内分泌功能发生了改变，阴道内具有清洁作用的酸性分泌物减少，体内的自然防御功能降低。此时，如果采用坐浴，水中的细菌、病毒容易随之进入阴道、子宫，导致阴道炎、盆腔炎。在没有洗淋浴的条件时，可以擦澡或用脸盆、水桶盛水冲洗。

◎ 洗澡的时间不可过长，最好控制在 15 分钟以内。若时间过长，加之冬天浴室较封闭，准妈妈可能会出现缺氧症状。

　　◎ 浴室防滑很重要。准妈妈洗澡时要穿防滑的拖鞋，浴室地面应有防滑垫，墙上最好有结实的扶手，供准妈妈进出浴室时使用。

　　◎ 孕晚期准妈妈身体较重，洗澡时应有人陪伴及协助。

 ## 产前检查

　　孕中期是准妈妈感觉相对舒适、安全的时期。在这段时间，准妈妈应至少每个月到医院进行一次例行的产前检查。

1. 孕中期产前检查的时间

　　在整个孕中期，应在以下时间来医院检查：孕 14~19^{+6} 周、孕 20~23^{+6} 周、孕 24~27^{+6} 周。

2. 孕中期产前检查的内容

　　医生首先会分析首次产前检查的结果；询问饮食情况，有无阴道出血、头痛、水肿等异常，以及胎动出现的时间；测血压、体重、子宫底高度、腹围，绘制妊娠图；听胎心，了解胎儿宫内发育情况；做超声检查，及时发现异常；检查下肢有无水肿；复查血常规、尿常规，检查血糖等。有妊娠并发症／合并症者需做特殊检查，并及时处理。

　　孕 16~20 周，准妈妈可以知情选择进行唐氏综合征筛查。依据唐氏综合征筛查风险，决定是否进行产前诊断。妊娠 16~21 周时，年龄在 35 岁及以上的准妈妈或其他唐氏综合征的高危人群，可以通过羊膜腔穿刺来检查胎宝宝有无染色体异常。

孕 20~24 周，应做超声检查，筛查胎儿畸形。主要是看胎儿外观发育是否有明显问题。医师会仔细测量胎儿的双顶径、腹围、股骨长并检查四肢、脊柱及主要脏器是否有先天性异常。

妊娠糖尿病的检查在孕期第 24~28 周进行。

在此期间，医生除了进行常规检查以外，还要填写保健手册中的各项内容，指导准妈妈数胎动，进行自我监护。同时，还要筛查高危因素，对高危孕妇及高危胎儿做专案管理，进行监测、治疗妊娠并发症/合并症，必要时转诊。

3. 部分检查项目介绍

◉ 胎动

胎动是指胎宝宝在子宫的躯体活动，当这种躯体活动冲击到子宫壁时，准妈妈可以感觉到。一般来说，准妈妈在怀孕第 18~20 周开始自觉胎动，没有经验的初产妇或体胖的准妈妈，可能推迟到第 20~24 周才会感觉到。怀孕 28 周后，可以在准妈妈的腹壁上看到或摸到胎动。一直到临产前都会有胎动。

在一天之中，胎动常在晚 6 点 ~ 晚 10 点较活跃，在清晨则胎动相对较少。正常情况下，每小时胎动不少于 3~5 次，每 12 小时胎动在 30~40 次以上为正常。

正常胎动是胎宝宝情况良好的一种表现，而胎动异常（增多或减少）则预示胎宝宝可能存在异常或危险。若胎动次数在短时间内明显增加，或下降到每 12 小时 20 次以下（或只有原来的一半），或每小时胎动少于 3 次，则有多种可能，如脐带绕颈、胎盘功能障碍，或外界不良刺激等导致胎儿缺氧。这时，需要立即就医。

胎动计数的方法：计算胎动时，准妈妈取半坐位或侧卧位，两手放在腹壁上。每日早、中、晚在固定时间内各数 1 小时，3 次相加乘以 4，即为 12 小时的胎动总数。

⊙ 血红蛋白

准妈妈血红蛋白低于 110 克 / 升，则诊断为贫血。贫血的准妈妈常会出现头晕、眼花、心慌、气短、无力或水肿等症状，重度贫血者可因心肌缺氧导致贫血性心脏病。若胎盘缺氧，易发生妊娠期高血压疾病、胎儿宫内缺氧、胎儿生长受限、早产等，还会导致纯母乳喂养的宝宝铁缺乏，增加宝宝患贫血的风险。

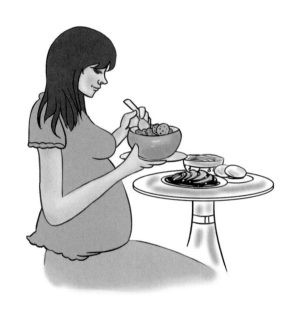

因此，准妈妈应多补充含铁丰富的食物，包括动物肝脏、动物血、瘦肉等动物性食物，以及黑木耳、紫菜、蘑菇、红枣、黄花菜等植物性食物，以预防贫血。补铁的同时，还应多摄入富含维生素 C 的食物，或补充适量维生素 C 制剂，以增加铁的吸收和利用。

⊙ 口服葡萄糖耐量试验（OGTT）

OGTT 检查的目的是诊断妊娠期糖尿病。

检查方法：共抽血 3 次。首先空腹抽血一次，确定空腹血糖。然后用 200~300 毫升水溶解 75 克葡萄糖，5 分钟内喝完，从喝第一口开始记录时间，在喝糖水后 1 小时、2 小时再分别抽血一次，测静脉血糖。

正常范围：空腹血糖，< 5.1 毫摩尔 / 升；喝糖水后 1 小时血糖 < 10.0 毫摩尔 / 升；喝糖水后 2 小时血糖 < 8.5 毫摩尔 / 升。

如果准妈妈有妊娠期糖尿病，要采取饮食调整，如果调整饮食后不能将餐后血糖控制在理想范围，则需通过注射胰岛素来控制。注意：孕期不能使用口服降血糖药物来治疗糖尿病，以免对胎儿造成不良影响。

| 温馨提示 | ★ OGTT检查的前一天，晚餐后应禁食8~12小时，至次日早晨（最迟不超过上午9时）。试验前3天可进行正常体力活动，进食正常饮食，并保证每日进食碳水化合物不少于150克。检查期间禁食、静坐。 |

● 胎宝宝的心率

当能听到胎宝宝的心跳时，所有的准妈妈都会陶醉在那强有力的心跳声中。监测胎宝宝的心率有很多种方法。一般在怀孕 12 周以后，医生就可以用多普勒胎心听诊仪在准妈妈的腹壁上听到胎心音。胎宝宝的正常心率范围为 110~160 次 / 分。

| 专家提示 | □ 定期接受产前检查，及早发现胎儿发育异常和妊娠期高血压疾病、妊娠期糖尿病、贫血等妊娠并发症 / 合并症。
□ 适当增加营养摄入和适量身体活动，维持体重适宜增长。
□ 调整心态，避免焦虑、抑郁等不良情绪，和胎宝宝一起享受快乐孕育。 |

准妈妈的照片和胎宝宝的 B 超照片

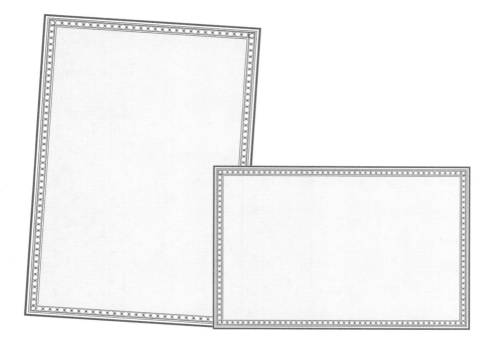

需采购物品清单

准妈妈需要的物品:

宝宝需要的物品：

准妈妈的感受

写给宝宝的话

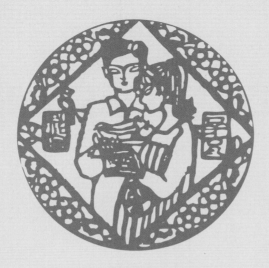

【 孕晚期 】

（怀孕第 28 周～分娩）

　　到怀孕最后的冲刺阶段了。日渐沉重的身体、频繁的产前检查、对分娩疼痛的担心……这些都不会减弱你即将和宝宝见面的兴奋心情。

　　亲爱的准妈妈们，做好准备迎接小宝宝吧！

妊娠周数	身长（厘米）	重量（克）	身体特征
32 周末	约 40	约 1700	皮肤深红皱缩，面部毳毛开始脱落
36 周末	约 45	约 2500	皮下脂肪较多，面部皱褶消失，指（趾）甲已达指（趾）端
40 周末	约 50	约 3400	发育成熟，皮肤粉红，皮下脂肪增多，足底皮肤纹理清晰，睾丸降至阴囊，大小阴唇发育良好

　　进入怀孕第 8 个月，胎宝宝生长迅速，主要器官已初步发育完毕。吞咽羊水时，少量的糖类可以被肠道所吸收，然后再通过消化系统运送到大肠。胎宝宝的鼻孔已发育完成，下眼睑分开，眼睛能够睁开了，开始练习看物和聚焦。他（她）的眼睛时开时闭，大概已经能看到子宫里面的景象。此外，胎宝宝的皮下脂肪已经初步形成，比原来要胖了一些，面部毳毛开始脱落，皮肤深红色，有皱褶。以脑为主的神经系统及肺、胃、肾等脏器的发育近于成熟。男胎宝宝的睾丸还没有降下来，但女胎宝宝的小阴唇、阴核已清楚地凸起了。

　　胎宝宝的性格在此时已有所显现，活动也逐渐增多，他（她）可以通过大脑发出的指令做出眨眼睛、咳嗽等动作，会用小手、小脚在准妈妈的腹中又踢又打，但也有的胎宝宝相对比较安静。

　　这个时期，如果胎宝宝处于臀位，也不必担心，因为胎宝宝还不是很大，能在羊水中浮游、活跃地转动。现在，胎宝宝周围大约有 850 毫升的羊水，但随着胎宝宝的增大，他（她）在子宫里的活动空间越来越小，胎动也会有所减少。

怀孕第 9 个月，胎宝宝全身的皮下脂肪更加丰富，皱纹减少，身体开始变得圆润，生殖器官发育也近成熟。有的胎宝宝已长出了一头胎发，也有的头发稀少。大多数胎宝宝身体已经转为头位，有的胎宝宝头部已进入妈妈的骨盆。这时候应该时刻关注胎宝宝的位置，胎位是否正常，这直接关系到准妈妈是否能正常分娩。胎宝宝的头骨现在还很柔软，而且每块骨之间还留有空间，这是为了在分娩时使胎宝宝的头部能够顺利通过狭窄的产道。覆盖胎宝宝全身的绒毛和在羊水中保护胎宝宝皮肤的胎脂开始脱落。胎宝宝会吞咽这些脱落的物质和其他分泌物，它们将积聚在胎宝宝的肠道里，直到出生。这种黑色的混合物叫做胎便，它将成为胎宝宝出生后的第一团大便。现在，胎动的次数会比原来少，动作也会减弱。

进入最后一个月，到满 37 周时，胎宝宝就已经算是足月了。这意味着胎宝宝现在已经发育完全，准备迎接降生的那一刻了。他（她）的抓握已经很有力，头部多会朝向骨盆内的方向。准妈妈的骨盆腔包围着胎宝宝，会好好地保护他（她）。

 ## 准妈妈的身体变化

到了孕晚期，准妈妈的子宫逐渐增大，腹部明显膨隆。随着胎宝宝的生长发育和逐渐增多的羊水，子宫的重量和容积由未怀孕时的 50 克、5 毫升，发展到孕末期的 1000 克、5 升。逐渐增大的子宫接近腹前壁，将肠管排挤至腹腔两侧及后方。

准妈妈的乳房从孕早期开始，在雌、孕激素的影响下逐渐增大，乳房腺管和腺泡发育增生，并有大量脂肪组织沉积，为泌乳做好准备。有些准妈妈可感觉到乳房发胀或偶有刺痛，还可见到皮下充盈的浅静脉。有些准妈妈除了乳房增大明显外，还有乳头、乳晕变黑，色素沉着的现象。这些表现在分娩后会自然消退。孕晚期，尤其在接近分娩期时，若挤压乳房，可有少量稀薄黄色的液体溢出，即为初乳。

从怀孕8周开始，准妈妈们的血容量增加，第32~34周达高峰，整个孕期平均增加1500毫升。血容量的增加包括血浆和红细胞，前者的增加多于后者，这会造成血液稀释。准妈妈们的孕期需要储备铁500毫克，以满足红细胞增生、胎宝宝生长和准妈妈各器官生理变化的需要。由于新陈代谢和血容量的逐渐增加，也为了适应胎盘循环的需要，准妈妈们的心脏负担会加重，从怀孕10周开始心率加快。另外，准妈妈的子宫逐渐增大，会压迫盆腔静脉，使下肢血液回流受阻，出现下肢、外阴静脉曲张和痔疮，也易形成血栓。因此，准妈妈们在休息时可将双腿略抬高，增加下肢回流。

准妈妈的呼吸运动主要分为胸式呼吸和腹式呼吸。准妈妈在孕晚期，子宫增大，使膈肌活动减少，胸廓活动加大，以胸式呼吸为主。胸式呼吸是肋间外肌舒缩引起肋骨和胸骨运动，使胸廓前后、

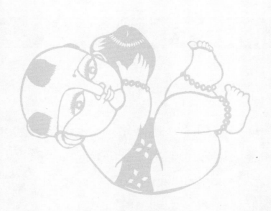

左右径增大。

受增大子宫的影响，准妈妈的胃肠器官会向上移位。受激素变化的影响，准妈妈的肠蠕动减慢，胃酸和胃蛋白酶分泌减少，胃排空时间延长，会出现"烧心"感、上腹部饱满感、便秘，引发痔疮或使原有痔疮加重。

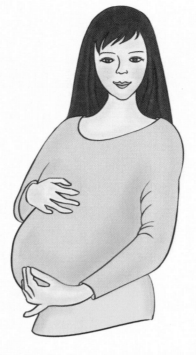

孕中期后，受孕激素的影响，输尿管蠕动减弱，加之受增大的子宫的压迫，导致尿流迟缓，易引发泌尿系感染和输尿管扩张，甚至肾积水。

准妈妈的颧颊、眶周、前额、上唇和鼻部会出现边缘较明显的蝶状褐色斑，习称妊娠黄褐斑。此外，腹白线、外阴等处也会出现色素沉着。妊娠期间，准妈妈的子宫逐渐增大，加之腹壁皮肤张力加大，使皮肤的弹性纤维断裂，出现紫色或淡红色、不规律、平行、略凹陷的条纹，也就是通常所说的妊娠纹。

如果是第一次怀孕，在分娩前的几周内，准妈妈可能会体验到一种"胎儿下坠"的感觉。这时候，准妈妈也许会感到骨盆部位的压迫感加重，并感觉到胸廓下方的压力减轻，呼吸变通畅，而且食欲增加。这说明胎儿入盆了，你离当妈妈更近了。

在分娩前的几天甚至几周里，无痛性的宫缩会让子宫颈稍微张开。生过孩子的准妈妈，宫颈在产程开始前会开 1~2 厘米。如果是第一胎，即使怀孕 40 周，子宫颈张开了 1 厘米，也不能保证马上就要生了。临近预产期，医生可能会在产前检查时，为准妈妈做一次阴道检查，看看子宫颈是否开始发生变化。

进入孕晚期，很多准妈妈会发现自己的食量明显增加了。这是因为，此时是胎儿生长最快的阶段，这时除了要满足胎儿生长发育的营养需求，准妈妈和胎宝宝体内还需要储存一些营养素，以满足宝宝出生后迅速生长发育的需要。

1. 孕晚期膳食指南

孕晚期妇女平衡膳食宝塔与孕中期相同，每类食物的量可参考上限。

◉ 适当增加鱼、禽、蛋、瘦肉、海产品的摄入，补充优质蛋白质

孕晚期是胎宝宝大脑发育最快的时期，需要大量的优质蛋白质。要注意的是，单纯追求高蛋白是不可取的，孕期高蛋白饮食会影响准妈妈的食欲，增加胃肠道的负担，并影响其他营养物质的摄入。

◉ 多补充富含钙的食物

为维持孕晚期胎宝宝骨骼系统的快速发育和母体的生理代谢，准妈妈每日钙的摄入量需从孕中期的 1000 毫克增加为 1200 毫克。当然，准妈妈也不要盲目补钙，过量服用钙片、维生素 D 等，也不利于胎宝宝的健康发育。

同孕中期一样，准妈妈在孕晚期每日至少要摄入 300 毫升的牛奶或相当量的奶制品，并补充 300 毫克的钙（或喝 500 毫升的低脂牛奶）。

66

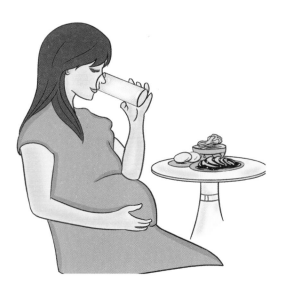

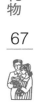

● 少吃能量高的食物

甜食、糕点、油炸食品、肥肉等食物应少吃，避免增重过多、过快。

● 多补充含铁、维生素 B_{12} 丰富的食物

孕晚期准妈妈除了继续要为胎儿储备一定量的铁，自身还需要储备足够的铁，以代偿分娩时失血造成的铁损失。孕晚期每日需要铁 35 毫克，建议每周食用 2 次猪肝，或者常吃些动物血、瘦肉、木耳、紫菜等含铁丰富的食物。

维生素 B_{12} 是人体造血原料之一，孕晚期如果缺乏，容易导致贫血、疲劳、消化功能障碍等不良后果，不利于准妈妈的健康和胎宝宝的发育。富含维生素 B_{12} 的食物有肉类、肝脏、鱼类、螃蟹、蛋黄等。180 克软干奶酪或 500 毫升牛奶中所含的维生素 B_{12} 就可以满足人体每日所需。只要不偏食，准妈妈一般不会缺乏维生素 B_{12}。

● 适量身体活动，维持体重的适宜增长

在孕晚期，正常孕妇应根据自身体能，每天继续坚持进行不少于 30 分钟的低强度身体活动，最好是 1~2 小时的户外活动，如散步、做体操等。注意监测体重增长，每周不应超过 0.4 千克，避免营养过剩。

● 控制盐分和水分的摄入

孕晚期食盐量每日不应超过 5 克，对于患有妊娠期高血压疾病和有水肿症状的准妈妈，更应严格控制食盐和水分的摄入，严重者需摄入无盐饮食。

2. 孕晚期一日食谱举例

□ 早餐

鸡蛋发糕 1 个（面粉 50 克，鸡蛋 50 克，花生油 2 克）

麦片粥（麦片 25 克）

芹菜拌花生米（芹菜茎 55 克，花生米 15 克，芝麻油 3 克）

□ 上午加餐

苹果 1 个（100 克）

酸奶 1 小杯（125 克）

□ 中餐

青菜面（挂面 125 克，嫩油菜 50 克，花生油 1 克）

木耳炒鸡片（鸡胸肉 50 克，水发木耳 55 克，花生油 2 克）

青椒炒鳝丝（黄鳝 50 克，青甜椒 55 克，花生油 2 克）

清炒菠菜（菠菜 50 克，花生油 2 克）

□ 下午加餐

葡萄约 20 颗（110 克）

酸奶 1 小杯（125 克）

□ 晚餐

红豆饭（红豆 28 克，大米 100 克）

四季豆炒肉丝（芸豆／四季豆 50 克，瘦猪肉 50 克，花生油 3 克）

韭菜炒香干（香干 70 克，韭菜 50 克，花生油 3 克）

紫菜虾皮汤（干紫菜 6 克，干虾皮 15 克，花生油 2 克）

□ 晚加餐

鲜枣约 10 颗（60 克）

鲜牛奶 1 杯（250 克）

可提供热量约 2332 千卡

 准妈妈：临产时该吃些啥？

医生：十月怀胎，一朝分娩。食物中充足的能量可以使准妈妈在分娩过程中保持足够的体力，从而顺利产下小宝宝。准妈妈在临产前应吃些容易消化、高热量、低脂肪的食物，如稀饭、面条、牛奶、蒸蛋等，避免煎炸油腻、不易消化的食物。分娩过程中，可吃些巧克力、香蕉等，以快速补充能量，还应注意及时补充水分。

准妈妈的心理健康

　　到了孕晚期的最后冲刺阶段，准妈妈的体形变化已经非常明显，站着看不见脚尖，躺下翻个身都很困难，身体疲惫沉重，时常腰酸背痛、腿脚水肿，使得准妈妈再也难以保持优雅的姿态了。产前检查的次数越来越频繁，在医院常常一等就是大半天，一同检查的准妈妈有些被查出了各种各样的问题，搞得准妈妈的心情越来越紧张。担心胎宝宝在最后阶段能否健康发育，忧虑分娩过程能否顺利，恐惧分娩阵痛及侧切伤口的疼痛自己是否难以忍受，睡眠质量欠佳使得情绪更加低落……种种的不确定因素，以及对分娩过程和产后生活变化的各种担心，如果不能得到及时的疏解与调整，常会达到甚至超过准妈妈心理承受的极限，有部分准妈妈甚至可延续发展为产后抑郁。如何调整产前的心理状态呢?

1. 孕晚期常见的心理和情绪变化

积极的情绪反应——愉悦、激动、盼望、安稳
消极的情绪反应——焦虑、恐惧、烦躁、抑郁

随着预产期的日益临近,准妈妈已经早早收拾准备好住院分娩和产后妈妈、宝宝要用的东西了。有些家里已经购置了宝宝的小床,铺上了宝宝的小被褥,叠好的新生儿小衣服就放在床头。准妈妈总是不由自主地抚摸着自己越来越大的肚子,时常和宝宝说说心里话,想象着宝宝出生时的模样,有不少准妈妈还会选择拍套孕妇照作为永久的留念。

孕期检查一切正常的准妈妈,这时大多已在激动地盼望着宝宝的足月降生了。随着胎宝宝头部入盆,准妈妈胃部的压迫感与不适有所缓解,胃口不错,心情也更加愉悦了。准妈妈这时更为关心自己能否顺利分娩。医护人员会对准妈妈和胎宝宝进行细致的检查与密切的监护,帮助判断是否能顺利自然分娩。准妈妈可以通过孕妇学校的学习,了解临产的征兆以及在产前出现哪些异常情况需要及时去医院。在做好上述准备后,准妈妈就可以安心享受胎宝宝在子宫里的最后时光了。准爸爸和家人也要安排好自己的时间,最好时刻有人陪伴在准妈妈身边,

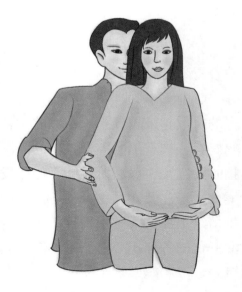

鼓励准妈妈保持坚定的信念和稳定的情绪，以良好的身体状态和平稳的心绪，迎接分娩时刻的到来。

有些准妈妈更易发生孕产期心理问题，如婚姻关系不和谐、有过不良产史、本次患妊娠期并发症／合并症等，可能会在孕晚期表现出焦虑、烦躁的情绪，担心宝宝能否健康、平安地出生；还有些准妈妈平时情绪就不够稳定，敏感、胆小、对疼痛的耐受力较差，还可能会受到一些影视作品对分娩过程夸张表现的影响，从而对分娩疼痛（包括侧切伤口的疼痛）产生格外恐惧的心理，加之缺乏丈夫和家人的支持与照顾，容易在孕晚期出现情绪持续低落，甚至表现为抑郁，并延续至产后。

心理健康评估表一

最近 2 个星期里，你有多少时间受到以下任何问题的困扰？

1. 做事时提不起劲或只有少许乐趣	○ 完全不会	0
	○ 几天	1
	○ 一半以上的日子	2
	○ 几乎每天	3
2. 感到心情低落、沮丧或绝望	○ 完全不会	0
	○ 几天	1
	○ 一半以上的日子	2
	○ 几乎每天	3
3. 入睡困难、很难熟睡或睡太多	○ 完全不会	0
	○ 几天	1
	○ 一半以上的日子	2
	○ 几乎每天	3
4. 感觉疲劳或无精打采	○ 完全不会	0
	○ 几天	1
	○ 一半以上的日子	2
	○ 几乎每天	3

5.胃口不好或吃太多	○ 完全不会	0
	○ 几天	1
	○ 一半以上的日子	2
	○ 几乎每天	3
6.觉得自己很糟，或觉得自己很失败，或让自己或家人失望	○ 完全不会	0
	○ 几天	1
	○ 一半以上的日子	2
	○ 几乎每天	3
7.很难集中精神做事，例如看报纸或看电视	○ 完全不会	0
	○ 几天	1
	○ 一半以上的日子	2
	○ 几乎每天	3
8.动作或说话速度缓慢到别人可察觉到的程度，或正好相反，你烦躁或坐立不安，动来动去的情况远比平常多	○ 完全不会	0
	○ 几天	1
	○ 一半以上的日子	2
	○ 几乎每天	3
9.有不如死掉或用某种方式伤害自己的念头	○ 完全不会	0
	○ 几天	1
	○ 一半以上的日子	2
	○ 几乎每天	3
如果存在以上任何一个问题，这些问题在你工作、照顾家庭事务，或与他人相处方面造成了多大的困难	○ 毫无困难	
	○ 有点困难	
	○ 非常困难	
	○ 极度困难	

合计：＿＿＿＿＿＿

评分标准：0~4分，无或轻微抑郁；5~9分，轻度抑郁；10~14分，中度抑郁；15~19分，中重度抑郁；20~27分，重度抑郁。如果分值大于10分，请找医生咨询。

心理健康评估表二

最近 2 个星期里，你有多少时间受到以下任何问题的困扰？

1.感觉紧张、焦虑或急切	○ 完全不会	0
	○ 几天	1
	○ 一半以上的日子	2
	○ 几乎每天	3

2.不能够停止或控制担忧	○ 完全不会	0
	○ 几天	1
	○ 一半以上的日子	2
	○ 几乎每天	3

3.对各种各样的事情担忧过多	○ 完全不会	0
	○ 几天	1
	○ 一半以上的日子	2
	○ 几乎每天	3

4.很难放松下来	○ 完全不会	0
	○ 几天	1
	○ 一半以上的日子	2
	○ 几乎每天	3

5.由于不安而无法静坐	○ 完全不会	0
	○ 几天	1
	○ 一半以上的日子	2
	○ 几乎每天	3

6.变得容易烦恼或急躁	○ 完全不会	0
	○ 几天	1
	○ 一半以上的日子	2
	○ 几乎每天	3

7.感到害怕，似乎将有可怕的事情发生	○ 完全不会	0
	○ 几天	1
	○ 一半以上的日子	2
	○ 几乎每天	3

如果存在以上任何一个问题，这些问题在你工作、照顾家庭事务，或与他人相处方面造成了多大的困难	○ 毫无困难
	○ 有点困难
	○ 非常困难
	○ 极度困难

合计：_____

评分标准：0~4分，无或轻微焦虑；5~9分，轻度焦虑；10~14分，中度焦虑；15~21，重度焦虑。如果分值大于10分，请找医生咨询。

2. 孕晚期心理健康指导

❀ 坚持参加孕妇学校有关自然分娩、母乳喂养、新生儿保健等课程的学习，做好分娩计划和准备。有条件的准妈妈最好能参观产房或观看待产及分娩过程的视频，以便提前对分娩过程有所了解，正确认识分娩疼痛是可以耐受的，并且可以通过一些镇痛方法减轻疼痛的程度，从心理上树立能成功自然分娩的信心，减少不必要的剖宫产。孕晚期也是准妈妈学习母乳喂养和新生儿保健知识的最佳时期，孕妇学校可以提供这些帮助。

❀ 按医生要求做好孕晚期各项产前检查，及时发现并规范诊治妊娠期并发症/合并症。孕晚期，特别是临产前，医生会加强对准妈妈和胎宝宝的监护，随时准备应对早产、难产等异常情况。准妈妈应在医生的指导和家人的帮助下，放下包袱、消除顾虑，安心等

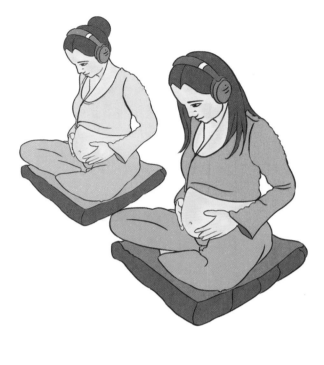

待宝宝的降生。

◎ 准妈妈可通过多种途径了解一些临产前后的科学知识，如临产前的征兆，什么时候该去医院待产。做好积极的物质和心理准备有助于缓解准妈妈的焦虑情绪。不建议准妈妈提早入院待产，以免受到其他孕产妇不良情绪的干扰，不利于产前保持平和、稳定的情绪。

◎ 准妈妈要随时调整自己的心态，学会释放心中的各种担心、焦虑与烦恼，多和家人、朋友及其他准妈妈、新妈妈交流，避免持续的情绪低落、失眠或抑郁。在被消极情绪困扰时，可以通过转移注意力的方式，如听音乐、读书、和朋友聊天、换个发型、洗个温水澡、户外散步、整理房间、做些轻松的家务劳动等，来缓解暂时的不良心境。

◎ 孕晚期还在工作的准妈妈，应提前安排好产前、产后的休假事宜。

◎ 临产前不少准妈妈的情绪会变得紧张不安、依赖性增强，希望被人关注与照顾，临近预产期和产后的几天时间内，准爸爸最好能陪伴在妻子的身旁，使准妈妈在最关键的时刻，能得到心理上的慰藉与支持。

做好分娩准备

预产期快到了，准妈妈要注意休息，避免重体力劳动，预防早产。此外，准妈妈、准爸爸要随时做好入院及分娩的准备。每个医院的急诊流程、住院环境及制度各不相同，准妈妈、准爸爸要做到心中有数，在临产或破水时不要慌张。

孕期参加孕妇学校是了解相关信息的重要途径。准妈妈至少应知晓以下信息，并做好相应准备：

◎ 了解临产的表现以及在什么情况下需要立即去医院。

◎ 熟悉分娩医院的急诊就诊地点及流程，避免就诊时在慌乱中找不到产房而耽误时间。

◎ 了解准妈妈从家或从工作单位到医院的交通情况，准备好交通工具。

◎ 备好办住院手续需要的物品：通常应携带医保卡、现金或信用卡、身份证、孕

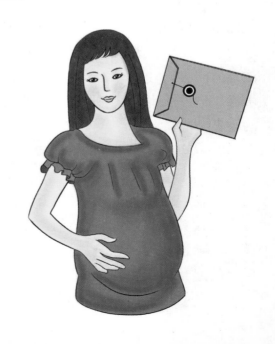

妇保健手册等。

🌣 备好产妇需要的物品：洗漱用具、餐具、卫生纸及卫生巾、拖鞋、内衣等；供产妇在产程中补充体力的食物，如巧克力、牛奶、点心等；手机等通讯用品，以便产妇随时与家属联系。

🌣 准备新生儿用品：这方面的要求各医院差别较大，准妈妈、准爸爸可根据需要准备。

预防早产

准妈妈在妊娠 37 周前，要特别预防早产的发生。早产的主要症状就是子宫收缩，常伴有少量阴道流血或血性分泌物，过程与足月临产产妇相似。如果阵痛超过 30 分钟以上且持续增加，又合并有阴道出血或破水现象，一定要立即送医院检查。

有早产史、晚期流产史、年龄小于 18 岁或超过 40 岁、有妊娠并发症／合并症、无产前保健、经济状况差、吸烟、吸毒或酗酒等高危因素的孕妇更容易发生早产，应加强孕晚期监护与指导。

  产前检查

1. 孕晚期产前检查的时间

随着怀孕时间的推移，准妈妈在不知不觉中已进入围生期。什么是围生期呢？就是指怀孕28周到产后1周之内的一段重要时期。很多医院建议准妈妈在怀孕28~36周期间需要每2周来医院检查一次，36周后则需要每周来医院检查一次。如果发现异常情况，应随时去医院检查。确诊为高危孕妇的准妈妈则应当遵医嘱增加检查的次数。

2. 孕晚期产前检查的内容

通常医生会为准妈妈做以下检查：

询问饮食、睡眠、胎动情况，有无头痛、水肿、腿抽筋、腹痛、阴道出血及流水等情况；测血压、体重，及早识别妊娠期高血压疾病；测量子宫底高度、腹围，绘制妊娠图，估计子宫大小是否符合妊娠周数；检查胎位，注意先露是否入盆；听胎心，检查下肢有无水肿等。

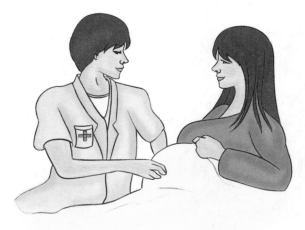

必查内容包括：血常规、尿常规、肝功能、血型，必要时做超声检查。此时的超声检查，主要是观察胎儿生长发育情况、羊水量、胎位、胎盘位置。对于早产高危的准妈妈，超声检查时会测量宫颈长度，还会取宫颈阴道分泌物检测胎儿纤连蛋白（fFN）水平。

妊娠36周前后，还要估计胎儿体重，进行骨盆测量，预测分娩方式；妊娠36周后每周进行胎心电子监护。医生还会分析你在此时期的各项检查，识别高危孕妇，重点为贫血、妊娠期高血压疾病、胎位不正、骨盆狭窄、头盆不称、早产及过期妊娠等，进行早期诊断及处理，确定分娩地点和分娩方式。

3. 需要及时就诊的症状

妊娠后期，若出现以下症状，应立即来医院检查，并把这些症状告诉医生：

◉ 下肢水肿：这个时期，随着宝宝的逐渐长大，准妈妈可能会感到更多的不适。不要紧张，有的准妈妈在怀孕第 29~32 周还会有下肢水肿，若休息后消退，属生理现象。睡眠取左侧卧位，下肢垫高 15 度能使下肢血液回流改善，水肿减轻。如果下肢水肿明显，休息后不消退，应考虑妊娠合并肾脏疾病、低蛋白血症等，需要及时就医。

◉ 子痫前期：大部分的子痫前期会在孕期 28 周以后发生。医生通常以准妈妈的血压作为主要依据进行判断。如果血压偏高，又出现蛋白尿、全身水肿等情况，准妈妈须多加留意，以免有子痫前期的危险。所以，准妈妈在怀孕后期，针对血压、蛋白尿等所做的检查非常重要。

专家提示

▫ 了解常见不适症状及其应对方法，积极治疗妊娠并发症 / 合并症。

▫ 保证能量和优质蛋白质、钙、铁等营养素的摄入，但应避免增重过多。

▫ 了解先兆临产的表现，做好临产前的身体、心理和物质准备。

准妈妈运动（身体活动）记录表

_____

_____

_____

_____

_____

_____

_____

_____

_____

准妈妈的照片和胎宝宝的 B 超照片

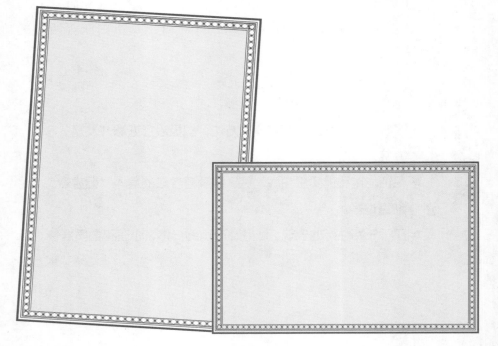

分娩准备

住院环境及产房条件：

住院用品：

准妈妈的感受

写给宝宝的话

82

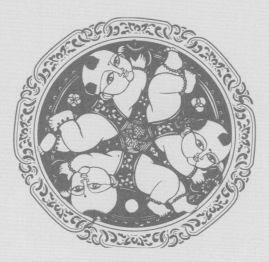

【 分娩期 】

临近预产期，你会越来越担心：宝宝什么时候出来呢？该什么时候去医院？我能顺利生下宝宝吗？会不会受"二茬罪"？……一系列的问题萦绕在你的脑海中，使你焦躁不安，难以入眠。

相信自己，做好充分的身体和心理准备，你一定会顺利完成分娩，迎来健康可爱的宝宝。

分娩过程中妈妈的身体变化及应对

1. 分娩前的征兆

通常在正式分娩前都会出现一些信号，告诉准妈妈宝宝快要与你见面啦！这些信号是由于身体的激素水平发生了变化。出现一些分娩前的体征，预示着即将分娩。

　● 不规律的子宫收缩

在孕晚期，准妈妈常会感觉到肚子有时会发紧，持续时间长短不一，时而强时而弱，出现和消失都没有什么规律，这种情况就是我们常说的"假宫缩"，又称为不规律宫缩。

84

温馨提示

★如果在怀孕37周前感受到宫缩每10~15分钟规律地出现，应该及时去医院就诊。因为这可能导致早产。孕晚期应适度活动，注意休息，并摄入充足的水分。

★如果怀孕已经超过37周，那么请你耐心等待，不必着急去医院，准备好去医院要带的物品，等待出现规律宫缩后再到医院就诊。一般来说，如果是第一胎（没有分娩过，也没有做过大月份引产），若5分钟左右出现一次宫缩，每次持续30秒~1分钟，伴有疼痛，建议到医院就诊；如果不是第一胎，可以在规律宫缩8~10分钟一次时，去医院就诊。

◉ 见红

一般在临产前 24~48 小时内，宫颈内口附近的胎膜与该处的子宫壁分离，毛细血管破裂而少量出血，与宫颈管内的黏液栓相混，排出黏性液体，叫"见红"。你会在如厕后发现内裤或卫生纸上有红色、粉红色或浅褐色的分泌物。

温馨提示	★ "见红"后不必马上去医院，因为"见红"后一般在 1~2 天内才会临产，也有些人要过很多天才会临产，所以不必着急。可在家安心等待，若出现 5 分钟一次的宫缩，每次持续 1 分钟，且伴有阵痛，就要到医院就诊了。
	★ 若"见红"后出现"破水"，要马上到医院就诊。
	★ 如果出血量同平时月经量或多于月经量，尤其是 B 超提示前置胎盘等，必须马上到医院就诊。

◉ 胎膜早破

俗称"早破水"，是指在临产之前胎膜自然破裂。临床上，约有 10% 的孕妇在妊娠满 37 周后发生，有 2%~3.5% 的孕妇在妊娠不足 37 周时发生。准妈妈会突然感觉到有较多的液体从阴道排出，然后会持续有少量液体不断流出，这种液体的流出是不受控制的。特别要注意与小便失禁相区别。

发生胎膜早破的原因：①胎膜感染是导致胎膜早破的重要原因；②缺乏维生素、铜、锌和孕期吸烟可导致胎膜发育不良，而发生胎膜早破；③胎儿先露部与骨盆入口不能很好地衔接，如臀位、头盆不称等，胎膜受力不均；④羊膜腔压力过大，如羊水过多、多胎妊娠等；⑤由于先天性或创伤使宫颈内口松弛，前羊水囊楔入，受压不均及胎膜发育不良等；⑥机械性刺激，如妊娠后期性生活等。

温馨提示

★发生胎膜早破时，一定要保持镇定。如果在常规检查中，医生告诉你胎位为头位，且已入盆，那么破水时，记录破水时间，不要剧烈活动，立即到医院就诊。如果医生告诉你胎头未入盆或者胎位为臀位，为防止脐带脱垂，要采取抬高臀部的平卧位，到医院就诊。必要时应叫救护车。

2.分娩的过程

分娩的过程可长可短，因人而异。因为每个人的宫颈条件、骨盆情况、宝宝的大小等都不一样，所以总产程时间的长短、产程进展的快慢都不一样。平均来说，初产妇由于宫颈较紧，宫口扩张较慢，平均需要14~16小时；经产妇的宫颈较松，宫口扩张较快，一般需要8~10小时。

整个分娩过程可分为三个阶段：

☑ 第一产程

第一产程是指从临产（子宫出现规律的宫缩，子宫颈口逐渐扩张，胎儿先露部逐渐下降）到宫口开全的过程。初产妇一般要经历11~12小时，经产妇较快，需6~8小时，具体情况因人而异。

第一产程又可划分为潜伏期和活跃期。潜伏期是指从临产到宫口开大到3厘米。此期间，扩张速度较慢，平均每2~3小时扩张1厘米，共需8小时，最大时限为16小时。活跃期为宫口扩张3~10厘米。此期间，扩张速度较快，约需4小时，最大时限为8小时。

● 妈妈需要做的事情

第一产程是整个分娩过程中最困难、最难以忍受、最容易产生放弃念头的时期，因为一阵接一阵且不断加强的腹痛、腰背痛，甚至会阴部的胀痛使你惊慌恐惧，陷入一种难以控制的状态。这种痛并快乐的历程正是母亲伟大的最重要体现。此时，坚定信心是你需要做的最重要的事情。在这样的过程中，新的生命诞生了，既神奇又充满了艰辛，经历了分娩这个过程才能成为真正完整的女性。

接纳宫缩：每次宫缩时，你不要想还有多少次宫缩，是不是马上又要来宫缩了。你可以把每次宫缩视为走向宝宝的脚步，增加信心，不断鼓励自己，每次宫缩后都距离宝宝更近了一步。

放松休息：在宫缩间歇期间要放松，尽可能做到全身放松，节省体力，以便第二产程用力。

调整呼吸：宫缩时集中精力于自己的呼吸，可采取腹式呼吸，用鼻吸气、嘴吐气，尽量使自己放松。

适当活动，采取舒适体位：宫缩间歇期间适当活动，采取你认为最舒适的姿势，尽量保持上身直立位（如坐着、站着或散步等），这样，在宫缩力及重力的作用下，有利于加速产程的进展，也有助于减轻疼痛。

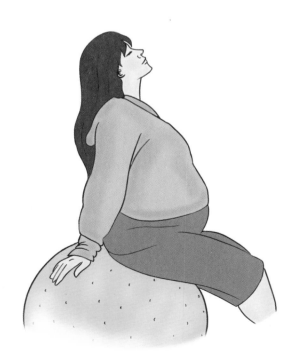

分散注意力：可以听一些自己喜欢的音乐，看一些感兴趣的电视剧或电影等，以帮助分散注意力。

适当宣泄：可以借助唱歌、深呼吸等方式减轻疼痛，但切忌大声喊叫，以免消耗大量体力。

补充能量，多饮水：食用一些高热量、清淡且容易消化吸收的食物（如巧克力、牛奶、面条、青菜、鱼肉等），但不要进食太甜的食物和饮料，以免诱发呕吐。

勤排小便：每1~2小时排小便一次，否则膀胱过度充盈会影响胎头下降。充盈的膀胱长时间受压迫会麻痹，导致产妇无法自行排尿，甚至需行导尿术，而导尿会增加感染的几率。

及时沟通：如果在无宫缩的情况下，排大便的感觉非常强烈，千万不要自行去厕所用力，一定要及时告诉医务人员，以免发生危险。这也许是宫口已近开全，胎头下降压迫骶神经产生的症状。

◎ 爸爸需要做的事情

★ 在妻子宫缩时，多给妻子一些赞扬、安慰和鼓励的话语，要容忍妻子的歇斯底里。你的理解与支持是别人无法替代的。

★ 提醒妻子并和她一起使用呼吸与放松的技巧。

★ 陪伴妻子散步，帮助妻子按摩背部或腰骶部来缓解宫缩带来的全身不适症状。

★ 给妻子讲笑话或聊天来帮助准妈妈分散注意力，缓解宫缩痛。

★ 提醒妻子定时排尿。

★ 帮助妻子擦汗，给她喂水、喂饭。

★ 表现得要从容。准爸爸过度紧张，会直接影响妻子的情绪。不要和别人攀比，生孩子不是竞技比赛，也没有先来后到。

★ 在妻子和医护人员之间起到桥梁的作用,多和医护人员沟通。

☑ 第二产程

第二产程指宫口开全到胎儿娩出的过程。此时，宫缩会更加频繁，每1~2分钟一次，每次持续60~90秒。初产妇约需要1小时，最多不超过2小时。这个过程需要屏气用力，这会使宫腔内压力骤增，时间过长可能会造成宝宝缺氧、窒息。所以，宫口开全2小时仍不能分娩者，医生会想办法帮助生产，比如产钳助产等。

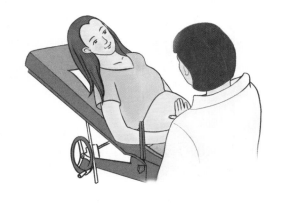

在这个阶段，你可能感觉不那么痛了，每次宫缩时可能会有强烈的排便感，你要集中精力于用力使宝宝娩出。这时，应认真听从医护人员的指挥，配合医护人员的操作，这样将会有效地帮助你顺利度过第二产程。

◉ 妈妈需要做的事情

在第二产程，呼吸配合用力非常重要。宫缩时要先深吸一口气，再屏住气往肛门处用力。用力要平稳，尽量延长用力时间，每次宫缩至少用 3 次力，可以心中默数十秒后迅速换气，深吸气后再次用力。

用力时如果有粪便或小便排出，不要担心，这说明你的力气用对了，而且这也是常见的事情，不要因此感到不安。宫缩间歇期尽量放松全身，使自己处于松弛状态。这样能把所有的力气集中到下次用力上。宫缩间歇期间可以喝些水，吃点儿东西，以补充体力。千万不要大喊大叫，因为这样做不能帮助你减轻分娩的痛苦，反而会消耗更多的体力。宝宝快要娩出时，认真听从医生的指挥，根据医生的提示张嘴"哈气"，减少屏气用力，并做短促的呼吸，这样可以防止宝宝娩出时速度过快，造成会阴撕裂。

◉ 爸爸需要做的事情

丈夫的陪伴能使妻子的精神放松，帮助妻子保持镇静和充满信心。

陪产前，丈夫一定要有充足的心理准备。如果丈夫是天生怕看到血腥画面甚至会晕倒的人，还是避免进产房为宜。

宫缩时鼓励妻子用力，宫缩间歇期让妻子放松，帮她擦汗、喂水等，并说一些体贴、鼓励的话语，给予支持。

不要妨碍医护人员的操作，要远离接生台，以免污染无菌台。不要频繁向医护人员提问题，以免影响医护人员的操作。

☑ 第三产程

第三产程是指胎儿娩出到胎盘娩出的过程。胎儿娩出后5~10分钟，胎盘会自然剥离，一般不会超过30分钟。但若超过30分钟或胎儿娩出后出血较多，医生会采取措施帮助胎盘娩出。

在这个阶段，医护人员会非常关注你的子宫收缩及阴道出血情况，会将手放在你的腹部按揉子宫，促进子宫收缩，以减少产后出血。处理完宝宝的脐带后，会将宝宝抱到你的身旁，和你早接

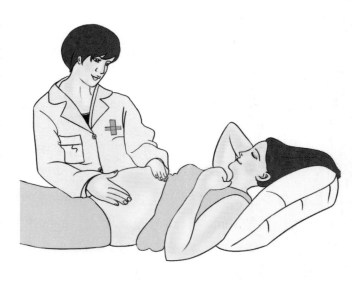

触。然后会检查你的宫颈、会阴是否有裂伤，是否需要缝合。

◉ 妈妈需要做的事情

配合医生的操作：娩出胎盘时或娩出胎盘后，医护人员会按揉你的腹部，你会感到不适，这时你可以调整呼吸，放松全身，尽量配合医护人员的操作。

宝宝被抱到你的身边时，你要多和宝宝交流，增进母子感情。

早接触，早吸吮，早开奶，有利于乳汁的分泌。

尽量放松，疼痛时转移注意力，配合医护人员缝合伤口。

爸爸需要做的事情

这个时候宝宝已经娩出，不论宝宝的性别、长相是否让你满意，你都应该爱抚、安慰妻子，道出你的感激之情。

帮妻子擦擦汗，喂妻子喝些温水；照顾可爱的小宝宝，尽早喝上妈妈的乳汁；还可以回病房，帮助妻子准备些清淡可口的食物等。

小贴士

自然分娩与剖宫产

自然的阴道分娩方式是人类长期自然选择和进化的结果，是最合理的分娩方式，而剖宫产是解决母婴并发症和难产的一种医疗干预手段，并不是理想的减轻痛苦的分娩方式，因此不要盲目追求剖宫产。剖宫产只有在继续妊娠及分娩将对母婴造成危害时，为了挽救母婴生命才能进行，而不是可以任意选择的。医生会根据产妇的情况来决定分娩方式。

你也许会担心经过漫长的阵痛后不能经阴道分娩又改为剖宫产，认为经历了两种痛，即所谓的受了“二茬罪”。这是认识上的误区。首先，绝大多数的分娩都需要“试产”，不经过产程的严密观察，医生难以做出准确的判断，也无法预先知道你和宝宝会在产程进展中出现什么问题。其次，宫缩和阵痛的过程会给你和宝宝带来一定好处：对母亲来说，宫缩使子宫下段变薄，分娩中出血减少，有利于产后恢复；对宝宝来说，经过宫缩压迫和产道挤压，宝宝的头部及肺部受到刺激，有利于自主呼吸的建立，使神经系统的功能更加协调和完善。

自然分娩与剖宫产的比较

	自然分娩	剖宫产
母亲	<ul><li>促进子宫收缩，产后出血少</li><li>促进乳汁分泌，有利于母乳喂养</li><li>对身体损伤小，产后恢复快</li><li>不影响再次妊娠</li><li>住院时间短，花费少</li></ul>	<ul><li>产后出血多</li><li>产后影响母乳喂养</li><li>对身体损伤大，产后恢复慢</li><li>有可能发生麻醉意外</li><li>术后发生并发症的机会多</li><li>再次怀孕有子宫破裂和二次剖宫产术的可能</li><li>住院时间长，花费多</li></ul>
宝宝	<ul><li>子宫的节律收缩和产道的挤压使胎儿呼吸道内的羊水、黏液被排挤出来，新生儿窒息、新生儿肺炎的发生率较低</li><li>提高呼吸中枢神经的兴奋性，有利于宝宝出生后迅速建立正常呼吸</li><li>宫缩的压迫可以使胎肺表面活性物质增加，肺泡易扩张，呼吸系统疾病减少</li><li>免疫球蛋白在自然分娩过程中由妈妈传给宝宝，增强新生儿抵抗力</li><li>宝宝在产道内受到痛觉、味觉和触觉的锻炼，可有效促进前庭功能和大脑的发育，对将来的性格和运动发育都有好处</li></ul>	<ul><li>肺部并发症增加</li><li>宝宝在出生时，由于没有经过产道的挤压，缺乏必要的触觉和本体感觉的适应，容易产生情绪不稳定、注意力不集中、动作不协调等问题</li></ul>

产妇的营养与饮食

1. 临产后的营养供给

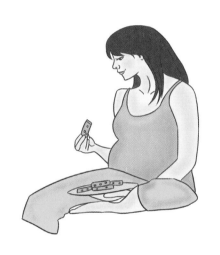

🌀 第一产程时间较长，应主要选择高营养价值、高热量、易消化的半流食或软烂食物，如牛奶、鸡蛋、面条、粥、面包、香蕉等。

🌀 第二产程宫缩频繁，疼痛加重，体力消耗增加，应利用宫缩间歇摄入营养丰富的食物，不断补充体力消耗，可进食果蔬汁、巧克力等。

🌀 饮食要清淡，注意补充足量的水分，为分娩时失去过多的体液成分做准备，不宜进食脂肪和蛋白质含量过高、需较长时间消化的油炸食品或大鱼大肉。

温馨提示

★临产后不宜过多食用鸡蛋。鸡蛋含有丰富的蛋白质、脂肪、维生素和矿物质，但需要一定时间消化、吸收，其营养成分才能被人体利用，不适于需要及时补充体力消耗的待产准妈妈。因此，临产后不建议食用鸡蛋。

2. 实施剖宫产前的营养供给

◉ 手术前一天，晚餐应清淡，午夜 12 点后禁食，以保证肠道清洁，减少术中感染。

◉ 术前 6~8 小时禁水，以免麻醉后发生呕吐，引起误吸。

◉ 术前不宜食用滋补品，如高丽参、西洋参、鱿鱼等。参类具有强心作用，可使准妈妈过于兴奋，同时由于含有丰富的有机酸，可抑制血小板凝集，不利于术中止血与创口愈合。

 # 产妇的心理健康

怀着无比紧张和激动的心情，准妈妈终于住院待产了，这里有经验丰富的医生和助产士为你保驾护航，有些医院还有导乐陪伴分娩，有助于减轻疼痛、缓解焦虑情绪，顺利自然分娩。你要做的就是尽量放松心情，树立信心、鼓足勇气，在医护人员的帮助和家人的鼓励下，全身心应对越来越强烈的分娩阵痛。用力！再用力！第一眼见到宝宝的那一刻，很多新妈妈都会留下幸福的眼泪。

1. 分娩过程中常见的心理和情绪变化

积极的心态和情绪反应——喜悦、期待、专注、自信
消极的心态和情绪反应——焦虑、恐惧、忧郁、抱怨

分娩过程可使准妈妈产生强烈的心理应激反应,常见的有焦虑、恐惧、抑郁,怕疼、怕难产、怕分娩过程不顺利、怕宝宝发育异常或出现意外、担心宝宝的性别与自己的期望不一致……适当的焦虑可提高准妈妈在特殊分娩环境中的适应能力,而过度焦虑则可导致子宫收缩乏力,进而影响到产程的顺利进展。

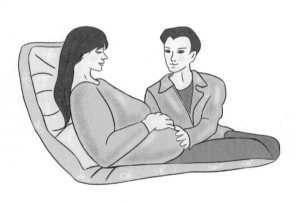

准妈妈对疼痛的耐受程度个体差异很大。几乎所有的初产妇都会对分娩阵痛心存恐惧,但当阵痛真正来临时,那些对疼痛敏感、对自然分娩信心不足或个性特征比较敏感脆弱的准妈妈,往往情绪反应更为激烈,一些本可以顺利自然分娩的准妈妈,因大声喊叫,甚至哭泣、抱怨,无谓地消耗了过多的体力和精力,反而更易发生宫缩乏力,甚至因难产、产程延长或停滞、胎儿窘迫等而不得不采取阴道助产或剖官产结束分娩。而另一些迫切希望能自然顺产的准妈妈,包括部分高龄或胎儿偏大但具备试产条件的准妈妈,她们的自控能力更强,对疼痛的耐受程度也更高,往往能在坚强的信念和医生、家人的鼓励下坚持到最后,顺利自然分娩。

可见,在产前了解分娩过程,做好充分的心理准备,才能在产程中应对挑战。对于迎接新生命的喜悦与期待,可以使伟大的母亲战胜自身的疼痛与各种不适,同时医护人员也会尽量提供多种镇痛手段,帮助准妈妈适当放松,张弛有度地争取顺利自然分娩。

2.分娩期心理健康指导

◎ 准妈妈临产入院后,在陌生的环境中更容易感到脆弱、焦虑,如果产程进展不顺利,还可能丧失对自然分娩的信心,因此医院及医护人员应尽可能创造温馨、人性化、家庭化的待产环境及分娩条件，使准妈妈真切感受到自己并非病人，而是即将经历一个自然的生理过程。

◎ 在产程中，准妈妈应努力使自己的精神和情绪放松下来，医护人员和经验丰富的导乐陪伴会指导你在阵痛来临时专注地屏气用力，而在宫缩间隔期，则应尽量放松休息、平稳地呼吸，并可适当进食和饮水以补充体力，争取把全身的力量集中用在宫缩时，有效地推动宝宝顺利娩出。

◎ 医护人员会随时跟准妈妈交流产程的进展情况，不断给予表扬和鼓励。准妈妈也应主动表达自己的感受，把内心的恐惧和焦虑转化为积极的动力与能量。在一些有条件的医院里，丈夫还可起到陪伴和安抚的作用。在医护人员的指导下，丈夫可帮助妻子按摩放松、加油鼓劲，使准妈妈感受到亲情的力量。

◎ 各种分娩镇痛法可帮助准妈妈保持良好的身体和情绪状态，增强自然分娩的信心，明显提高对分娩疼痛的耐受程度，使产程进展更顺利。建议准妈妈根据医院提供的不同条件，在医生的指导下选择适合自己的非药物镇痛方法，如自我心理暗示、拉玛泽呼吸减痛法、导乐陪伴、自由体位、温水浴、音乐放松等。对于一些疼痛耐受度较低的准妈妈，也可采取药物镇痛的方法。

医学检查

进入产房的时候，你需要保持平静，并且给自己"打气"，鼓励自己。医生和助产士会对准妈妈的健康状况进行全面了解和动态评估，加强对胎宝宝的全产程监护，积极预防和处理分娩期并发症。

1. 住院后的检查与监测

医生和助产士要全面了解准妈妈的各项情况，包括详细询问孕期情况、既往史和生育史，进行全面的体格检查，重点进行胎位、胎先露、胎心率、骨盆等产科检查，了解宫缩、宫口开大及胎先露下降情况，了解孕期的各项辅助检查结果。

入院后，还会抽血复查血常规、凝血功能以及尿常规等。孕期未进行血型、肝肾功能、艾滋病病毒、乙型肝炎病毒表面抗原、梅毒血清学检测者，需进行相应检查，并根据病情需要适当增加其他检查项目。

随着护理模式的发展，产程中助产士会做到以准妈妈及胎宝宝为中心，提供全程生理及心理支持、陪伴分娩等人性化服务，鼓励阴道分娩，减少不必要的人为干预。

2. 产程中的检查与监测

☑ 第一产程

◉ 医生和助产士先要确定准妈妈的临产时间，了解宫口开大及胎先露的位置。

◉ 密切观察产程进展：每间隔 2 小时，助产士会监测准妈妈的子宫收缩情况，每次至少观察 3 次宫缩，记录宫缩的周期、持续时间和强度。

◉ 按时检查宫颈扩张情况：通过阴道检查了解宫口扩张程度、位置、宫颈软硬程度及厚度，还要观察胎先露的下降情况，对比宫缩前后宫颈的变化。请放心，阴道检查都是在严格消毒下进行的。

◉ 胎心监测：进入待产室，立即进行胎心监护 20 分钟，若有异常，延长监护时间并及时处理。

◎ 胎心听诊检查：根据不同医院的规定，每间隔 30 分钟或 60 分钟，医生或助产士会测量一次胎心。

◎ 无论是人工破膜或是自然破膜，医护人员都会准确记录胎膜破裂的时间，听胎心，同时观察羊水性状、颜色和流出量。如果羊水为绿色或黄色，混有胎粪，立即行阴道检查，注意有无脐带脱垂，并及时给予适当处理。如果羊水清，胎头浮，产妇需卧床休息，以防脐带脱垂。

◎ 测血压、体温及脉搏：每隔 4 小时测量一次。高血压者应增加测量次数，并采取相应处理措施。若有体温升高，应查找原因并予以相应处理。

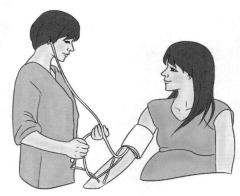

☑ 第二产程
医护人员每间隔 10 分钟就会监测一次胎心，一旦发现问题及时处理；还会密切观察产妇的子宫收缩情况，以及胎头下降情况、羊水性状等，指导产妇正确用力并及时给予鼓励。

此时，宝宝马上就要出生了，医护人员会做好接生前的各项准备。例如，给产妇擦洗外阴，把粘在大腿上的血渍清洗干净，严格会阴消毒；准备接生用品、药品；做好新生儿窒息复苏的准备等。

对于刚娩出的宝宝，医护人员会把他（她）放到辐射保暖台上，清理呼吸道、擦干、保暖，刺激宝宝啼哭，评估有无新生儿窒息。若一切正常，医护人员会为宝宝正确处理脐带，及早开始让他（她）与妈妈亲密接触并吸吮乳房。

小贴士

什么是无痛分娩

分娩的疼痛并非不能承受。对于这一点，准妈妈需要有正确的认识。分娩疼痛发生在子宫肌肉收缩时，通常是阵发性、有规律的，且随着产程的进展会逐渐增强。

"无痛分娩"在医学上也称"分娩镇痛"，目的是通过各种方法使分娩时的疼痛减轻，甚至消失。目前普遍使用的分娩镇痛方法有两种：药物性镇痛和非药物性镇痛。

非药物性镇痛：包括配合呼吸（宫缩时，按医生指导做深呼吸动作）、冥想、听音乐、自由体位、家人陪伴、按摩、针灸等减轻产痛的方法。准妈妈可在孕期经过训练，学习子宫收缩时的呼吸方法，通过调整呼吸以减轻疼痛。如果家属陪伴分娩，陪伴者可以为准妈妈按摩疼痛部位，也能不同程度地缓解疼痛。这些都属于非药物性镇痛。非药物性镇痛没有任何副作用，是妇产科医生非常鼓励使用的镇痛方法。

药物性镇痛：即通过椎管内持续给药来达到镇痛效果。其在使用时有一定的指征及适合人群，对准妈妈和胎宝宝都存在着一定的风险。通常情况下，镇痛药物在使用前要由医护人员告知，准妈妈及家人主动要求后方可执行。硬膜外阻滞麻醉是一种椎管内阻滞麻醉镇痛的方法，是目前国际上使用较为广泛的分娩镇痛法。一般情况下，经医生检查，进入临产、开始规律宫缩后即可使用，较多应用于一直处于清醒状态且在分娩中能够主动配合的初产妇。吸入麻醉药镇痛也是一种镇痛方法，但其效果因人而异。

☑ 第三产程

助产士若判断胎盘已经剥离，会帮助妈妈娩出胎盘，并会检查会阴、阴道、宫颈等软产道有无裂伤，若有裂伤会缝合伤口。尽管分娩的任务已经完成且母子平安，但新妈妈仍需要继续留在产房观察2小时，这是对于母亲安全的重要保护措施之一。这期间，每半小时需对新妈妈的子宫进行一次按压，以促进子宫收缩并观察出血情况。如果新妈妈发生产后大出血或羊水栓塞等异常情况，医护人员可以在第一时间实施抢救。

在产房观察的2小时中，医护人员会协助小宝宝与妈妈进行皮肤接触并练习吸吮妈妈的乳汁。如果没有明显的阴道流血且血压、脉搏、呼吸、体温等生命体征平稳，2小时后妈妈和小宝宝就会被一同送出产房，回到母婴同室的病房休养了。

专家提示

□ 熟悉临产和需要及时就诊的异常表现。

□ 配合医护人员的检查与助产，积极应对分娩阵痛。

□ 调整好心态，避免紧张与焦虑，增强自然分娩的信心。

新妈妈心得

美好而神圣的记忆：

我的预产期：_____年_____月_____日

我住院啦！_____年_____月_____日

我破水啦！_____年_____月_____日_____时

我开始阵痛了！_____年_____月_____日_____时

我缓解疼痛的方法：□ 药物　□ 非药物（_____）

我上产床的时间：_____年_____月_____日_____时

我分娩的方式：□ 阴道分娩（□ 顺产 □ 助产）□ 剖宫产

宝宝的出生时间：_____年_____月_____日_____时

宝宝的出生体重：_____ 身长：_____ 头围：_____

接生医生：_____

待产及分娩过程体会

宝宝的脚印

宝宝的第一张照片

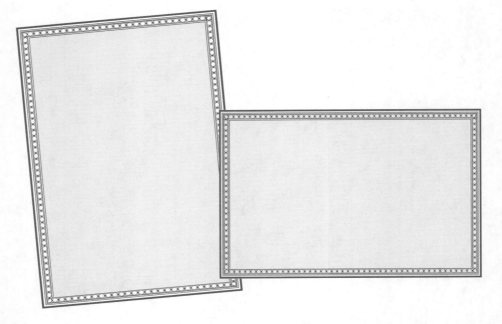

全家福照片

写给宝宝的话

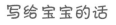

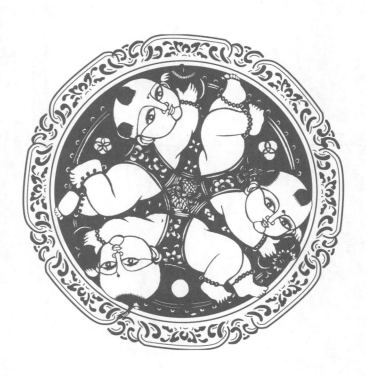

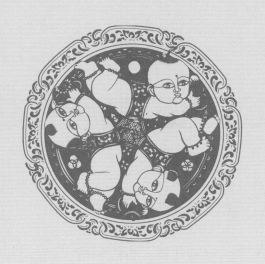

〖产褥期〗

（产后42天）

经过了辛苦的十月怀胎和痛苦的分娩过程，终于迎来了期盼已久的小宝宝。沉浸在幸福中的你准备好照顾可爱的小宝宝了吗？你知道怎样调整好自己的身体和心理努力做个健康、快乐的好妈妈，享受陪伴宝宝成长的新生活吧！

新妈妈的身体变化

1. 产褥期生理特点

胎儿、胎盘娩出后就开始进入产褥期了，一共 6 周的时间，其中产后第一个月俗称为"坐月子"。在这期间，新妈妈身体各器官逐渐恢复至孕前的状态，尤其是生殖系统。分娩过程中，妈妈的体力消耗非常大，产后比较疲劳、嗜睡，特别是产后 24 小时内，大量的血液从子宫进入体循环，心脏负担明显加重，这时新妈妈应以卧床休息为主。产褥早期，血液处于高凝状态，有利于胎盘剥离的创面修复和减少产后出血，但要尽早活动，以避免静脉血栓形成。

另外，产后 24 小时，新妈妈的体温会略有升高，但一般不超过 38℃。产后 1~2 天，新妈妈易口渴，应多饮水或汤类。产后活动减少，肠蠕动较慢，加上盆底肌肉松弛，容易发生便秘，一般情况下 2 周内可以恢复正常。产后尿量明显增多，皮肤排泄功能旺盛，大量排汗，尤其在睡眠和睡醒时更为明显，也称为"褥汗"，属于正常现象，产后 1 周左右会自行好转。产后应注意清洁卫生，有条件者可以洗淋浴，室内要适当通风，保持空气清新。

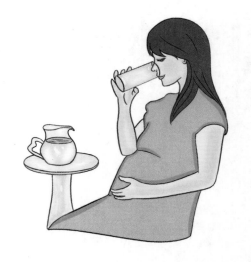

2. 产后子宫复旧

分娩结束后，生殖系统就开始了复旧的过程。子宫底一般位于肚脐上或下一横指的位置，重约 1000 克。新妈妈往往能在腹部摸到一个硬硬的球状物。有些新妈妈以为自己长瘤子了，很紧张，其实这就是收缩的子宫。子宫收缩引起的阵阵腹痛，称为"产后宫缩痛"，一般在产后 1~2 日出现，持续 2~3 日自然消失。哺乳时也会发生反射性的子宫收缩，使疼痛加重。之后，随着子宫的收缩，子宫逐渐变小，宫底位置逐渐下降，产后 1 周时约为 500 克，到产后 10 天，子宫降入盆腔，在腹部就摸不到了，产后 6 周子宫恢复至 50~70 克。如果到产后 6 周，妇科检查子宫还没有恢复到正常大小，就称为子宫复旧不全，需要及时处理。

正常的产褥护理可促进子宫复旧。产后应及时排尿，避免充盈的膀胱影响子宫收缩。产后及早下地活动、勤哺乳、尽早做产后保健操等方法均可促进子宫收缩、恶露排出，减少产后出血。

3. 正常恶露的三种形式

随着子宫的收缩，会有血性分泌物从阴道排出，医学上称为"恶露"。恶露的产生是一种正常的生理现象，分泌物中包括产后宫腔里残存的子宫蜕膜、胎盘剥离创面的出血、宫颈黏液、坏死组织等物质。正常恶露可分为三种，即血性恶露、浆液恶露、白色恶露，一般共持续 4~6 周。

◎ 血性恶露：色鲜红，含大量血液，量多，有时有小血块、少量胎膜、胎脂、坏死蜕膜组织。一般持续 3~4 天。

◎ 浆液恶露：色淡红，含少量血液，有较多的坏死蜕膜组织、宫颈黏液、阴道排液，并含有细菌。持续 10 天左右。

◎ 白色恶露：色较白，黏稠，含大量白细胞、坏死蜕膜组织、表皮细胞及细菌等。持续 3 周左右。

新妈妈产后恶露的量、色、气味及持续时间长短与子宫的恢复情况有关。一般来说，产后第一天恶露量较多，伴有血块，但 24 小时内的出血量不应多于 500 毫升。正常恶露带有血腥味，但不臭。如果有恶臭味应及时就诊，防治产褥感染。

4. 乳汁分泌

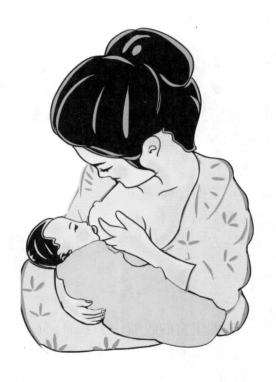

在孕期，准妈妈的乳房、乳头增大等变化都是在为分娩后的哺乳做准备。乳汁的生成、分泌和射乳是一系列复杂的生理活动。分娩后，雌激素和胎盘生乳素水平迅速降低，对泌乳的抑制作用解除。同时，随着宝宝对乳房的频繁吸吮刺激，新妈妈的脑垂体会分泌大量的催乳素和催产素，乳汁开始不断产生。所以说，宝宝吸吮是乳汁不断分泌的关键。

一般来说，产后当天或第二天乳房会开始有少量的初乳分泌，越早开始哺乳就会越早有奶。个别新妈妈生产时体力消耗过大，乳汁分泌可能会推迟一些，不要着急。保证足够的吸吮次数（8~12 次／日）及吸吮时间（每次 30 分钟以上），根据宝宝的需求喂哺，可促进新妈妈体内的催乳素达到高峰。

此外，新妈妈对母乳喂养的信心，以及睡眠、饮食、情绪状态等也会对乳汁分泌产生一定程度的影响。

5. 月经复潮与排卵

产妇月经恢复与排卵是一个自然的生理现象，其时间各不相同。月经复潮与哺乳关系密切。纯母乳喂养的新妈妈（宝宝 24 小时均吃母乳，不添加其他任何食物或饮料）平均在产后 4~6 个月才开始排卵；不进行母乳喂养的新妈妈通常在产后 6~10 周即可月经复潮，10 周左右开始排卵。

需要强调的是：产后月经复潮较晚的新妈妈，排卵可能会发生在月经复潮之前，所以哺乳期虽然没有月经复潮，但仍有怀孕的可能，有性生活就一定要采取适当的避孕措施。

新妈妈的营养与饮食

1. 产褥期膳食指南

分娩给产妇带来了很大的影响，如体力大大消耗，流失了大量的蛋白质、碳水化合物、各种维生素、矿物质及水分。产后初期，新妈妈还可能由于胃肠功能紊乱而出现食欲下降、饿不思食、食而无味等现象。此外，新妈妈需要更多的能量分泌乳汁，哺喂宝宝。如果营养不足，不仅会影响妈妈自己的身体健康，还会减少乳汁分泌量、降低乳汁质量，进而影响宝宝的生长发育。

因此，新妈妈应合理安排膳食，保证充足的营养供给，逐步补偿妊娠、分娩时所损耗的营养素储备，促进各器官、系统功能的恢复，并满足分泌乳汁、哺育宝宝的需要。

植物油 25~30 克
盐 6 克

奶类及奶制品 300~500 克
大豆类及坚果 40~60 克

鱼、禽、蛋、肉类（含动物内脏）200~300 克
（其中鱼类、禽类、蛋类各 50 克）

蔬菜类 300~500 克（绿叶菜占 2/3）
水果类 200~400 克

谷类、薯类及杂豆 350~450 克（杂粮不少于 1/5）
适当增加饮水量

哺乳期平衡膳食宝塔（中国营养学会妇幼分会）

◉ 增加鱼、禽、蛋、瘦肉及海产品摄入

动物性食品，如鱼、禽、蛋、瘦肉等可提供丰富的优质蛋白质及一些重要的矿物质和维生素。新妈妈在哺乳期每天应增加总量为 100~150 克的鱼、禽、蛋、瘦肉，其提供的蛋白质应占总蛋白质的 1/3 以上。增加动物性食品有困难的新妈妈可多食用大豆类食品，以补充优质蛋白质。为预防或纠正缺铁性贫血，新妈妈还应多摄入些动物肝脏、动物血、瘦肉等含铁丰富的食物。此外，新妈妈在哺乳期还应适当多吃些海产品，对宝宝的生长发育有益。

温馨提示

★新妈妈分泌乳汁需要消耗大量的热能和营养素，补充含有优质蛋白质、维生素和矿物质的食物，有利于促进乳汁分泌，提高乳汁质量。

★与非孕期妇女相比，哺乳期的新妈妈每日膳食中应增加 500 千卡热量、20 克蛋白质。

★处于哺乳期的新妈妈还需要每天通过膳食摄入 25 毫克铁。植物性食物的铁生物利用率低，因此，新妈妈应多吃一些含铁丰富且吸收利用率高的动物性食物，如动物肝脏、动物血、瘦肉等，必要时可通过补充铁剂来预防或纠正缺铁性贫血。

● 适当增饮奶类，多喝汤水

奶类含钙量高，易吸收利用，是钙的最好食物来源。哺乳期的新妈妈每天若能饮用牛奶500毫升，可从中得到约600毫克优质钙。对于不能或没有条件饮奶的新妈妈，建议适当多摄入可连骨带壳食用的小鱼、小虾。另外，大豆及其制品、芝麻酱和深绿色蔬菜等也是含钙丰富的食物。必要时可在医生指导下适当补充钙剂。鱼、禽、畜类等动物性食品宜采用煮或煨的烹调方法。新妈妈多饮汤水，有助于增加乳汁的分泌量。

温馨提示	★中国营养学会推荐哺乳期的新妈妈每天摄入钙1200毫克。
	★哺乳期的新妈妈一般出汗比较多，加上乳汁分泌，需水量高于一般人，如果饮水量不足，可使乳汁分泌量减少，因此要多喝一些汤水。

● 食物多样，不过量

产褥期的膳食应是由多样化食物构成的均衡膳食，以满足营养需要为原则，无需特别禁忌。我国大部分地区都有在产褥期集中进食大量食物的习惯；有的地区新妈妈在产褥期则膳食单调，大量进食鸡蛋等动物性食品，很少食用蔬菜、水果等食物。应注意纠正这种膳食选择和结构不均衡的问题，保证产褥期食物多样、充足而不过量，以利于哺乳妈妈的健康，促进母乳喂养。

温馨提示	★产褥期每天应保证摄入蔬菜和水果500克以上。
	★产褥期的膳食要注意营养均衡、粗细粮搭配。

● 忌烟酒，避免喝浓茶和咖啡

哺乳期的新妈妈吸烟（包括被动吸烟）、饮酒会危害宝宝健康。浓茶、咖啡中的咖啡因等成分也可通过乳汁影响宝宝的健康。因此，哺乳期的新妈妈应继续忌烟酒、避免饮用浓茶和咖啡。

● 科学活动和锻炼，保持健康体重

大多数新妈妈生育后，体重都会较孕前有不同程度的增加。有的妈妈分娩后体重居高不下，导致生育性肥胖。研究表明，孕期体重过度增加及产后饮食不合理、缺乏运动是导致生育性肥胖的重要原因。因此，产褥期的新妈妈除注意合理膳食外，还应适当运动，如做产后健身操等，这样有利于

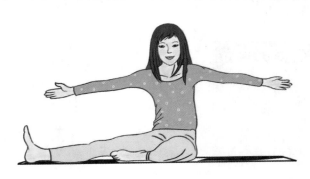

恢复体形，保持健康体重，同时还可以预防和减少产后并发症。坚持母乳喂养特别有利于减轻体重，哺乳期的新妈妈进行一定强度的、有规律的身体活动和锻炼，不必担心会影响母乳喂养的效果。

2. 哺乳期一日食谱举例

□ 早餐

肉包子（面粉 100 克，猪肉 50 克）

红豆稀饭（大米 30 克，红豆 20 克，红糖 5 克）

拌黄瓜（黄瓜 100 克）

□ 上午加餐

牛奶 250 克

煮鸡蛋 50 克

□ **午餐**

生菜猪肝汤（生菜 100 克，猪肝 25 克，植物油 5 克）

丝瓜炒牛肉（丝瓜 150 克，牛肉 50 克，植物油 10 克）

大米饭（大米 150 克）

□ **下午加餐**

水果（橘子 100 克）

□ **晚餐**

青菜炒豆腐丝（小白菜 200 克，豆腐丝 80 克，植物油 10 克）

香菇炖鸡汤（鸡肉 100 克，香菇适量）

玉米面馒头（玉米粉 50 克，面粉 50 克）

□ **晚加餐**

牛奶煮麦片（牛奶 250 克，麦片 50 克，白糖 10 克）

新妈妈的心理健康

"十月怀胎，一朝分娩"，健康可爱的宝宝终于和妈妈见面了！准妈妈正式升级为新妈妈，角色的转变意味着育儿生活的新开始。在刚刚分娩后的几天里，亲朋好友的祝福与探望，还让新妈妈沉浸在幸福与兴奋中，宝宝粉嘟嘟的小脸怎么都看不够。可是，连续几天夜里频繁地被宝宝的哭声惊醒，喂奶、拍嗝、换尿布，好不容易哄宝宝睡着了，自己刚伸伸腰躺下睡了没多久，宝宝的哭声就会再次叫醒疲惫不堪的妈妈，开始新一轮的循环。大多数新妈妈在月子里最突出的感受就是"觉不够睡"，有些妈妈甚至因此放弃了夜间的母乳喂养，转由月嫂或家人喂宝宝吃奶粉了。

新妈妈白天的生活也需要重新适应，除了要照顾宝宝的吃喝拉撒睡，自己还要遵照各种规矩"坐月子"。新来家里照顾自己生活的月嫂、妈妈或婆婆，由于生活习惯和照顾宝宝的观念不同，难免会产生些小摩擦。身体的疲劳、精神的倦怠、每天像奶牛一样不停地喂奶，宝宝还是经常会莫名地哭闹，这些都令新妈妈感到自责、委屈、心力交瘁，有时更会不由自主地伤心、流泪。

其实，新妈妈出现上述情况很常见，产后身体激素水平的变化（雌孕激素水平下降、催乳素水平上升）是主要原因之一。同时，月子里新妈妈都很少出门，缺乏与家人和其他亲朋好友间的沟通与交流，如果情绪持续低落，得不到及时有效的疏导与宣泄，就可能发展为产后郁闷或产后抑郁，严重的还可导致产褥期精神病。

1. 产褥期常见的心理和情绪变化

积极的心态和情绪反应——幸福、兴奋、信赖、宽容
消极的心态和情绪反应——抑郁、焦虑、烦躁、自责

大多数新妈妈产后都被浓浓的幸福与关爱包围着，特别是那些家庭关系和睦，夫妻间彼此尊重、相互理解与支持，具备良好的教育素养、经济条件和居住环境，孕期和分娩过程顺利，宝宝健康可爱、是自己和家人期望的性别，产后有信赖的人一起照顾自己和宝宝的生活，性格宽容、平和、乐观、开朗、易与人相处的新妈妈们，虽然产后同样会遇到各种各样的困难和问题，但多

能调整、控制好自己的情绪，尽快适应和解决面临的困难，使自己顺利恢复，促进宝宝健康成长。

　　有些新妈妈会在产后 10 天内，出现情绪低落，易伤心哭泣、疲乏、不知所措，依赖、感到失望和被冷落，常伴有紧张、焦虑、烦躁不安等。这种情况多在产后 3 日内即可出现，可断续或持续数日，经休息、自我调适、家人的支持与安慰后，大多可自然缓解或消失。这种表现称为产后郁闷或心境不良，发生率在 15%~80%，个体差异较大，有些可发展为产后抑郁。

　　我国产后抑郁的发生率为 10%~25%，多于产后 2 周发病，产后 4~6 周症状明显，可持续 2 周及以上。主要表现有：情绪低落、对全部或多数活动明显缺乏兴趣和愉悦感、急躁、容易发脾气、莫名地哭泣、身体疲乏、各种躯体不适、失眠、体重减轻或增加、思维缓慢、注意力不集中、记忆力下降、言语减少、紧张、焦虑、遇事感到毫无意义、自责或负罪感，严重的可有伤害自己甚至孩子的想法和行为。极少数的新妈妈会发展为产褥期精神病，发生率为 1‰~2‰。

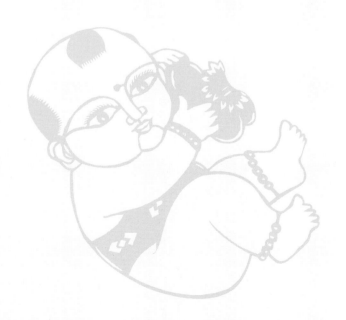

2.产褥期心理健康指导

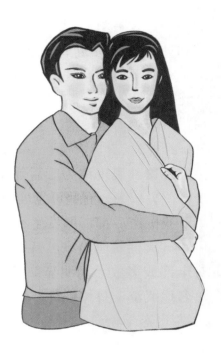

◉ 母亲这个角色对每个新妈妈都是不小的挑战，产后身体尚在慢慢恢复中，生活环境和节奏的改变需要逐渐适应，大家的关注重心会更多转移到宝宝身上。新妈妈此时不要给自己太大压力，情绪不佳时可以找信赖的家人和朋友倾诉，也可以暂时放松一下，做点感兴趣的事情，给自己的身心都充充电，再以良好的情绪状态出现在宝宝面前。因为爱宝宝，妈妈会变得更强大。

◉ 除了家人的支持与帮助、特别是丈夫的关爱与鼓励，并主动分担照顾宝宝的责任外，新妈妈应学会自我调整情绪的方法，如：遇事从不同的角度去看待，相互理解与宽容；把不愉快的情绪适当宣泄出来，找人倾诉，想哭就哭出来；积极的自我暗示，告诉自己"别人行，我也能行"，"一切都会好起来的"；听听音乐、看看电视、读本好书；做适当的身体活动，如产后体操、瑜伽、太极拳或专门的放松训练等。

◉ 对于有发生心理问题高危因素的新妈妈，如有婚姻关系不和谐、婆媳关系紧张、患有孕产期并发症/合并症、宝宝生病住院、家庭经济困难、住房拥挤或缺乏私人空间、丈夫有不良嗜好和行为甚至有过家庭暴力、在重男轻女的家庭分娩了女宝宝，以及产后缺乏支持、照顾与护理等情况，应给予特别关注。新妈妈也要有主动寻求帮助的意识。

◉ 摒弃不合理的"坐月子"习俗和禁忌，通过参加孕妇学校、家长学校以及多种形式的健康教育活动，了解更多的母婴健康知识，保证产后均衡膳食、合理营养，坚持适当的身体活动，增强体质。有孕产期并发症 / 合并症者要及时复查，按时接受产后访视和 42 天检查。这些也有助于及早发现和预防产后抑郁。

　　● 新妈妈可用爱丁堡产后抑郁量表（EPDS）进行自评筛查。这个量表主要用于评估产后抑郁情绪，也可用于评估产前抑郁和预测产后抑郁，但不能评估病情的严重程度。目前我国一般将总分 9 分作为筛查抑郁的临界值，总分大于等于 13 分可初步诊断为产后抑郁症。新妈妈若有持续的情绪低落且自评得分高，应及早到医院就诊，请专业的精神科医生进行全面的评估及必要的治疗。

爱丁堡产后抑郁量表（EPDS）

请选出近 7 天来你最接近的感觉，而不只是你今天的感觉。

1. 我能够笑得起来和看到事情有趣的一面	○ 像过去一样多	0 分
	○ 不那么多	1 分
	○ 肯定没那么多	2 分
	○ 根本没有了	3 分
2. 我看待事物的乐趣与过去一样多	○ 像过去一样多	0 分
	○ 不那么多	1 分
	○ 肯定没那么多	2 分
	○ 几乎没有了	3 分
3. 当事情做错时，我过分责备自己	○ 多数时间是这样	3 分
	○ 有时是这样	2 分
	○ 很少是这样	1 分
	○ 从来不这样	0 分
4. 我无缘无故地焦虑和担心	○ 从来没有	0 分
	○ 几乎没有	1 分
	○ 有时是这样	2 分
	○ 经常是这样	3 分

5. 我感到无原因的害怕和恐惧	○ 经常是这样	3分
	○ 有时是这样	2分
	○ 很少是这样	1分
	○ 从来没有	0分
6. 事情压在我头上	○ 绝大多数时候我不能应付	3分
	○ 有时不能像平时那样处理好	2分
	○ 多数时候能处理好	1分
	○ 和平时一样处理得很好	0分
7. 我很不愉快而睡眠困难	○ 多数时间是这样	3分
	○ 有时是这样	2分
	○ 很少是这样	1分
	○ 从来没有	0分
8. 我感到伤心、悲惨	○ 绝大多数时候	3分
	○ 经常	2分
	○ 有时	1分
	○ 从来没有	0分
9. 我不愉快而哭泣	○ 绝大多数时候	3分
	○ 经常	2分
	○ 偶然有	1分
	○ 从来没有	0分
10. 我有伤害自己的想法	○ 是的，非常普遍	3分
	○ 有时候有	2分
	○ 几乎没有	1分
	○ 从来没有	0分

总分 _____

新妈妈生活指导

1. 早接触、早吸吮、早开奶

产后与宝宝尽早亲密接触，让宝宝早吸吮，可刺激乳汁早分泌；让宝宝喝到的第一口奶为母乳，并延长母乳喂养的时间，可促进子宫收缩，减少产后出血；增加宝宝的肠蠕动，有利于胎便排出，预防或减轻新生儿黄疸；母乳喂养不仅能增强宝宝的抵抗力，更有助于母子间的感情交流。

2. 涨奶怎么办

◉ 涨奶 24 小时：涨奶最初的 24 小时，乳房充血、肿胀，可感到局部皮肤发烫并伴有乳房胀痛。正确的应对方法是用冷毛巾湿敷，以减轻充血和胀痛。注意：此时不要急于热敷和过度揉奶，否则会加重乳房的充血而产生不适。

◉ 涨奶第二天：通常，在涨奶次日，乳房充血减轻后，可在护理人员的协助和指导下将乳房硬结揉开。揉奶主要分三步：

第一步：用温热毛巾敷局部，改善乳房硬结、局部疼痛的情况。

第二步：用手由四周向乳头方向螺旋式按摩，力度以适中、不要挫伤表皮为宜，效果以硬结被揉开、乳汁通畅为好。

第三步：将乳汁喂给宝宝或将乳汁用吸奶器吸出至妈妈感觉乳房松软为止。

产后尽早让宝宝对妈妈的乳房进行直接吸吮是促进早开奶、减少乳汁淤积的最佳方法。

3. 合理使用药物

哺乳期的妈妈产后抵抗力下降，难免会有生病而需要服药的时候。由于药物可能会影响乳汁的分泌和排出，且有相当多药物可通过乳汁转运，被宝宝所吸收，故哺乳期用药需特别慎重。新妈妈发生疾病时，应及时到医院就诊，医生会根据病情选择适当的药物，遇到特殊用药，医生会提前告知。

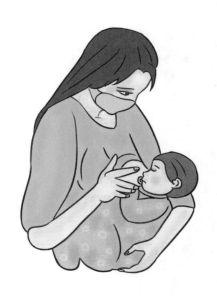

另外，新妈妈患感冒、腹泻等常见的呼吸道、消化道感染性

疾病时，虽然宝宝与妈妈密切接触有被感染的风险，但如果持续母乳喂养，宝宝可从乳汁中获取妈妈体内抵抗疾病的抗体，增强免疫力，这是对宝宝最好的保护。因此，患一般常见感染性疾病的新妈妈多数没有必要停止哺乳，但应注意在喂奶时戴上口罩并勤洗手。

4. 出汗多是身体虚弱吗

产后多汗又称褥汗，主要原因是产后在激素作用下，机体需要排出妊娠期体内多余的水分。产后1~2周，新妈妈皮肤排泄功能旺盛，出汗多是正常的生理现象，不属于病态的身体虚弱。新妈妈需勤换衣物，避免着凉，适量饮水，通常无须特殊处理。

5. 不能正常排尿怎么办

妊娠期体内潴留的水分会经肾脏排出，因此产后1周内，新妈妈会有尿量增加的现象。此种情况会在产后1周左右恢复。大多数新妈妈在分娩后可自行排尿，但也有少数人会出现排尿不畅或尿潴留的现象，尤其是产后 24 小时内更易发生。

尿潴留的主要原因有：①产程过长，胎头压迫膀胱过久，膀胱黏膜充血水肿，膀胱括约肌麻痹；②产后膀胱肌张力降低，产妇对膀胱内压力的敏感性降低，故无尿意，以致积存过多尿液；③会阴侧切或裂伤伤口疼痛，肌肉痉挛；④不习惯卧位排尿等。

解决方法：①改变体位，采用原来习惯的坐式或蹲式排尿；②避免多人陪伴，尽量提供私密环境；③便盆或马桶内放热水，坐在上面熏蒸，以缓解尿道括约肌痉挛，刺激膀胱收缩排尿；④听流水声或自行按摩小腹等。

产后第一次小便

为避免引起小便不畅甚至尿潴留，影响子宫收缩，新妈妈产后不要因害怕疼痛而不主动排尿。多饮水可以使膀胱迅速充盈，是强化尿意的好方法。所以，新妈妈要勤喝水，勤排尿。一般，在产后 4 小时就可以自行第一次排尿了。产后新妈妈需要卧床休息，可以在床上解小便。如果身体允许，也可以在家人的搀扶下到卫生间排尿。排尿时，要尽量放松，可以用手按一按小腹部或使用温水袋敷一下小腹部，辅助第一次排尿的顺利完成。

6. 便秘怎么办

产后发生便秘的主要原因有：①新妈妈在分娩后身体虚弱，盆底肌肉松弛，协助排便的腹部肌肉在分娩时过度拉伸，收缩无力；②产妇在产程中和分娩后进食少，活动少，肠蠕动减慢；③怕排便会影响会阴部的伤口，不敢用力。

为预防便秘的发生，产妇应多喝汤水，多摄入富含膳食纤维的粗粮、蔬菜和水果；产后适当活动，消除心理负担，促进肠蠕动，养成良好的排便习惯；排便时不要过度用力，必要时可使用开塞露协助排便。

另外，新妈妈一定要注意会阴部卫生，便后擦拭一定要从前往后，并及时用清水洗干净，勤换卫生巾及内裤，避免伤口感染。产后可能会出现痔疮，可局部涂抹痔疮膏以减轻疼痛、使痔疮缩小回纳。

7. 产褥期适宜的休养环境

新妈妈分娩后褥汗较多，又怕受风，因此产褥期休养的环境应清洁、明亮、通风好，温度及湿度适中，避免过冷或过热，以产妇感觉温暖、舒适为宜。此外，宝宝的体温中枢发育尚不够完善，不能像大人一样自动调节。若房间温度过高，特别燥热，小宝宝会发热；若温度过低，小宝宝就容易着凉、生病。如果湿度特别大，新妈妈和小宝宝都会觉得特别闷、不舒服；如果湿度太低，房间里面会干燥，新妈妈和小宝宝都会觉得鼻子或嗓子不舒服。

建议每日开窗通风 2 次，每次约 30 分钟。在开窗通风时，为避免受风，新妈妈和小宝宝可换至其他房间。

夏季应严防产褥中暑，新妈妈不可穿过多的衣服，必要时可使用空调、电扇降温。空调温度设定在 26℃ 左右，避免冷风直吹妈妈和宝宝即可。同时，新妈妈应适当多饮用温水，有助于预防中暑。

8. 早日恢复体形

大部分准妈妈在妊娠期体重都会有明显的增加，体形也都或多或少发生了变化。有些新妈妈在产后能很快恢复如初，但也有些新妈妈体形恢复比较困难。

产后持续肥胖的原因主要有：①孕产期及哺乳期内分泌改变；

②产后活动少，热量消耗少；③产后营养过剩，总摄入量超过需要量；④产后未母乳喂养或母乳喂养时间过短。

解决方法：①均衡膳食，荤素搭配，营养合理；②加强产后锻炼，尽早下床活动，根据身体恢复情况逐渐增加运动量；③母乳喂养可帮助子宫收缩，恢复体形，还可使妈妈体内过多的营养物质通过乳汁排出，避免产后肥胖。临床实践发现，坚持纯母乳喂养的妈妈体形恢复得更快。

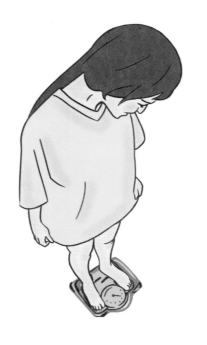

9. 注意劳逸结合

◉ 产后注意休息

由于在分娩过程中体力消耗较大、进食量不足等原因，新妈妈分娩后会倍感疲劳。分娩后，应及时鼓励妈妈进食、进水，补充能量。最初的 24 小时应以卧床休息为主，充分的休息可促进子宫复旧，增进食欲，促使乳汁分泌。为了母乳喂养方便，新妈妈应学会与宝宝同步睡眠，以补充体力，尽量保证每天 8~9 小时的睡眠时间。在睡眠时，尽量采取侧卧位，有利于血液循环、恶露排出、子宫复旧。如果有会阴伤口，应多右侧卧位，以减少对伤口的压迫，有利于伤口愈合。整个产褥期新妈妈都应保持充足的睡眠和休息，不可从事重体力劳动。

◉ 产后活动——早下床，早恢复

新妈妈在产后恢复过程中要注意休息，但也不可整日躺在床上，以免子宫复旧不良,甚至发生产后出血、产褥感染等。正常产后进食、进水后,新妈妈即可由家人搀扶下地;剖宫产的新妈妈产后 12 小时也可以下床活动了。早期下床活动可以促进血液循环、伤口愈合、子宫复旧及大小便通畅,还可以预防下肢静脉血栓形成和胃肠胀气。注意:第一次下床活动时,要逐步适应。先由卧床转为坐起,大约 10 分钟后,无头晕感觉,再站起活动,避免跌倒、摔伤。产后 1~2 天,新妈妈应进行轻微的活动,如大小便、洗漱、吃饭等。之后,应参与宝宝的护理,进行饭后散步或增加一些产后体操等。产后 10 天左右,即可做一些轻微家务。

产后体操有助于新妈妈身体各器官功能的恢复。新妈妈可根据自己的身体情况,从简单到复杂,运动量由小到大,循序渐进地练习,但要避免过度疲劳。

124

 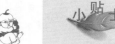

产褥期保健操

一般,在产后第二天就可以开始做产褥期保健操了,每 1~2 天增加一节,每节做 8~16 遍,6 周后可选择新的锻炼方式。

第 1 节:仰卧,深吸气,收腹,然后呼气。

第 2 节:仰卧,两臂直放于身旁,进行缩肛与放松运动。

第 3 节:仰卧,两臂直放于身旁,双腿轮流上举和并举,与身体呈直角。

第 4 节:仰卧,髋与腿放松,分开稍屈,脚底放在床上,尽力抬高臀部及背部。

第 5 节:仰卧起坐。

第 6 节:跪姿,双膝分开,肩肘垂直,双手平放于床上,腰部进行左右旋转动作。

第 7 节:跪姿,双臂支撑在床上,左右腿交替向背后高举。

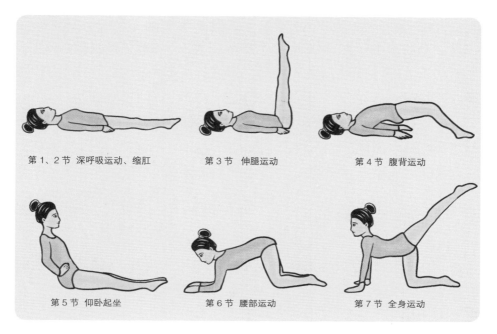

第1、2节 深呼吸运动、缩肛

第3节 伸腿运动

第4节 腹背运动

第5节 仰卧起坐

第6节 腰部运动

第7节 全身运动

10. 保持个人卫生

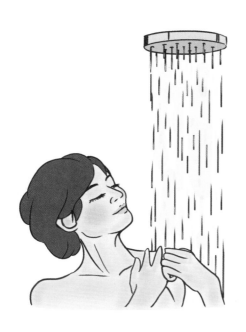

◎ 洗澡：洗澡可以消除疲劳、舒畅心情、改善睡眠及食欲、预防感染。新妈妈宜洗淋浴，禁止盆浴。洗澡时间不宜过长，每次5~10分钟，防止虚脱。洗澡时，室温24℃~26℃，水温38℃~40℃为宜。洗后应及时擦干，穿好衣服，避免着凉。剖宫产的妈妈，建议伤口愈合后再洗澡。

◎ 刷牙：新妈妈的唾液含酸量高，牙齿易受损。应早晚用牙膏、温水刷牙，饭后用清水漱口。若不刷牙，会对牙齿和口腔黏膜有很大的刺激，易引起牙周炎、牙龈炎和龋齿。

　　◉ 勤换衣物、床单、被褥等：新妈妈出汗多，乳房持续泌乳，加上产后恶露，均会污染内衣裤。因此，要勤换衣物、床单、被褥等，并尽量选择透气性好、宽松舒适、薄厚适宜的纯棉面料。

　　◉ 选择合适的鞋：妊娠期可能发生腿脚肿胀，产后需要慢慢恢复，鞋小会影响血液循环，不利于水肿的恢复。新妈妈在产后可穿拖鞋，应选择质地柔软、弹性好、透气性强的棉布或绒布拖鞋。

11. 做好皮肤护理

　　苹果、橙子等水果里含有丰富的维生素 C 和维生素 E，多吃新鲜蔬果，对于淡化黄褐斑、保持皮肤细腻滋润、防止皮肤衰老有着重要的作用。

　　在妊娠期，许多准妈妈会在下腹部、乳晕等部位出现不同程度的色素沉着，这是由于激素水平变化造成的，这种现象一般会在产后逐渐消失。孕期出现的妊娠纹会逐渐从紫红色变成银白色，松弛的腹壁皮肤在产后 6~8 周也基本可以恢复。如果辅助皮肤保养，效果会更好。

　　新妈妈每天要注意皮肤清洁，使用保湿的护肤品，经常对身体各部位进行轻柔的按摩。另外，健康的饮水习惯也有助于改善皮肤的弹性。

12. 开始性生活的时间

　　◉ 产褥期禁止性交。新妈妈分娩后胎盘剥离的创面完全恢复需要 6~8 周，产后卵巢激素的作用尚未恢复，阴道壁黏膜薄、弹性差，呈充血状，并且大部分新妈妈的会阴部伤口尚未完全恢复，因此应待恶露干净、子宫复旧后再开始性生活。进行性生活时要注意体位舒适、动作轻柔，开始性生活前应让新妈妈有充分身心准备，以使性生活和谐美满。

通常，产后 42 天需进行产后复查，复查正常后可恢复性生活，并应采取适当的避孕措施。产后的子宫薄且柔软，一旦怀孕，进行人工流产手术的风险将会加大，因此要特别注意避孕。哺乳的新妈妈可使用工具避孕（如避孕套），不宜使用避孕药。不哺乳的新妈妈可用药物避孕。阴道分娩后 3 个月、剖宫产后 6 个月可放置宫内节育器。放置宫内节育器应在月经干净后 3~7 天进行。

医学检查

1. 新妈妈在住院期间需做的检查

正常分娩的新妈妈至少需住院观察 24 小时。医生每日会来病房，了解新妈妈有无不适，并检查子宫底高度、子宫收缩、有无压痛、恶露的量及性状，以及会阴或腹部伤口有无渗出、红肿、压痛，乳房有无红肿、硬结、乳头皲裂及母乳量等，及早诊断与治疗产褥期并发症。患有妊娠并发症 / 合并症的新妈妈，应继续观察病情变化。

主管护士会每日为新妈妈测体温 2 次，如体温超过 37.5℃则要采取相应措施，并改为每日测体温 4 次，直到体温正常。每日还要测血压 1 次，高血压者需根据情况增加测量的次数。提倡和鼓励母乳喂养。医护人员会为新妈妈及其家人进行母乳喂养、产褥期保健、新生儿保健及产后避孕等方面的指导。此时，尽管新妈妈非常疲惫，还是应抓住机会认真学习，有不明白的及时提问。掌握要领后，就能回家顺利地照顾宝宝了。

在出院前，医护人员会对新妈妈进行全面的健康评估，对有妊娠并发症 / 合并症者，应转交其居住地的医疗保健机构继续实施产后高危管理。主管护士还会评估新妈妈对母乳喂养知识和技能的掌握程度，以便有针对性地进行产后访视。

2. 新生儿在住院期间需做的检查

宝宝出生后 1 小时内，医生就会帮助实行早接触、早吸吮、早开奶。医生会对宝宝进行全面的体检和胎龄、生长发育的评估，以便及早发现异常，及时处理。主管护士会对宝宝进行新生儿常规预防接种。出院时，医生还会对宝宝进行全面的健康评估。对有高危因素的宝宝，转交居住地医疗保健机构实施高危新生儿管理。

3. 产后访视

新妈妈回到家里以后，社区医生会在产后 3~7 天、14 天、28 天分别进行家庭产后访视。期间，如果母婴出现异常情况，会适当增加访视次数和指导。新妈妈和宝宝则要及时就医。

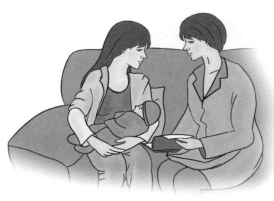

社区医生要了解新妈妈的分娩情况、孕产期有无异常以及诊治过程；询问新妈妈的饮食、睡眠等一般情况，观察精神状态、面色和恶露情况；检查新妈妈的体温、血压、脉搏，子宫复旧、伤口愈合及乳房有无异常等。医生还会提供母乳喂养、营养、心理、卫生及避孕方法等方面的指导，并关注新妈妈有无产后抑郁等心理问题。督促新妈妈在产后 42 天到分娩医院进行母婴健康检查。

社区医生还要了解新生儿的情况：询问宝宝的出生、喂养等情况；观察宝宝的精神状态、面色、呼吸、睡眠、哭声、吸吮、大小便、脐部、臀部和四肢活动等情况；给宝宝听心、肺，测量体温、体重、身长和头围等；注意宝宝皮肤黄染出现的时间、程度及消退情况；观察脐部有无出血、渗出及分泌物的性状，了解局部有无红肿及脐带脱落情况等。医生还会提供宝宝喂养、护理及预防接种等方面的保健指导，督促新妈妈定时带宝宝去医院进行预防接种。

4. 产后 42 天的检查

新妈妈应在产后 6 周去医院进行常规检查，包括全身检查和妇科检查。测量体重、血压；进行盆腔检查，检查外阴、阴道、伤口愈合情况，宫颈有无裂伤、炎症，子宫复旧情况，附件有无异常及有无子宫脱垂或张力性尿失禁；必要时查尿蛋白、血红蛋白。高危孕妇或患有孕产期并发症/合并症的新妈妈应进行相应检查与诊治。医生还会提供喂养、营养、心理、卫生及避孕方法等方面的指导，帮助新妈妈酌情选择适宜的避孕方法。

宝宝通常要到儿科进行详细检查。医生会了解宝宝的基本情况；观察宝宝的面色、精神、呼吸、哭声等情况；了解宝宝吃奶、发育及预防接种情况；为宝宝测量体重、身长和头围，并进行全面的生长发育评价。对有高危因素的宝宝，进行相应的检查和处理，还会提供宝宝喂养、护理和心理行为发育等方面的指导，促进儿童早期发展。

□ 早接触、早吸吮、早开奶，无异常情况坚持纯母乳喂养。

□ 尽早下床活动，科学合理"坐月子"，促进身体恢复。

□ 获得丈夫及家人的支持与慰藉，积极预防产后抑郁。

新妈妈身体恢复情况及身体活动记录

新妈妈的感受

宝宝的喂奶情况、睡眠情况等

宝宝的成长记录

出院时宝宝体重 _____ 身长_____ 头围_____

写给宝宝的话

宝宝的满月照

和宝宝的合影

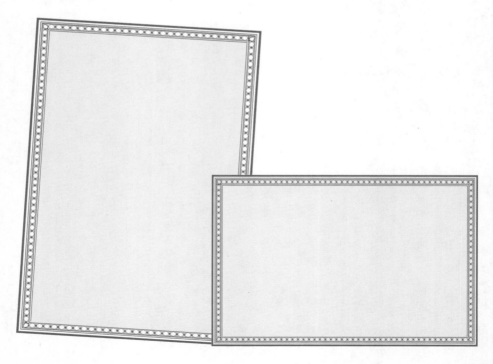

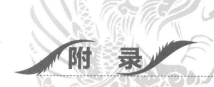

附录 1　孕期产检时间和内容

	常规检查及保健	备查项目	健康教育
第 1 次检查（怀孕第 6~13^{+6}周）	·建立妊娠期保健手册 ·确定孕周，推算预产期 ·评估妊娠期高危因素 ·血压、体重指数、胎心率 ·血常规、尿常规、血型（ABO 和 Rh）、空腹血糖、肝功能、肾功能、乙型肝炎病毒表面抗原（HBsAg）、梅毒螺旋体和人类免疫缺陷病毒（HIV）筛查、心电图等	·丙型肝炎病毒（HCV）筛查 ·地中海贫血和甲状腺功能筛查 ·宫颈细胞学检查 ·宫颈分泌物检测淋球菌、沙眼衣原体和细菌性阴道病的检测 ·妊娠早期B型超声检查，妊娠 11~13^{+6} 周B型超声测量胎儿的颈部半透明组织（NT）厚度 ·妊娠 10~12 周绒毛活检	·营养和生活方式的指导 ·避免接触有毒、有害物质和宠物 ·慎用药物和疫苗 ·改变不良生活方式，避免高强度、高噪声环境和家庭暴力 ·继续补充叶酸（0.4~0.8 毫克 / 天）至 3 个月，有条件者可继续服用含叶酸的复合维生素
第 2 次检查（怀孕第 14~19^{+6}周）	·分析首次产前检查的结果 ·血压、体重、宫底高度、腹围、胎心率 ·妊娠中期非整倍体母体血清学筛查（15~20 周）	·羊膜腔穿刺检查胎儿染色体	·妊娠中期胎儿非整倍体筛查的意义 ·血红蛋白 < 105 克 / 升，补充铁元素 60~100 毫克 / 天 ·开始补充钙剂，600 毫克 / 天

	常规检查及保健	备查项目	健康教育
第 3 次检查（怀孕第 20~23⁺⁶ 周）	· 血压、体重、宫底高度、腹围、胎心率 · 胎儿系统 B 型超声筛查（18~24 周） · 血常规、尿常规	· 宫颈评估（B 型超声测量宫颈长度，早产高危者）	· 早产的认识和预防 · 营养和生活方式的指导 · 胎儿系统 B 型超声筛查的意义
第 4 次检查（怀孕第 24~27⁺⁶ 周）	· 血压、体重、宫底高度、腹围、胎心率 · 口服葡萄糖耐量试验（75g OGTT） · 血常规、尿常规	· 抗 D 滴度复查（Rh 阴性者） · 宫颈阴道分泌物 fFN 检查（早产高危者）	· 早产的认识和预防 · 营养和生活方式的指导 · 妊娠期糖尿病筛查的意义
第 5 次检查（怀孕第 28~31⁺⁶ 周）	· 血压、体重、宫底高度、腹围、胎心率、胎位 · 产科 B 型超声检查 · 血常规、尿常规	· B 型超声测量宫颈长度或宫颈阴道分泌物 fFN 检查	· 分娩方式指导 · 开始注意胎动 · 母乳喂养指导 · 新生儿护理指导
第 6 次检查（怀孕第 32~36⁺⁶ 周）	· 血压、体重、宫底高度、腹围、胎心率、胎位 · 血常规、尿常规	· B 族链球菌（GBS）筛查（35~37 周） · 肝功能、血清胆汁酸监测 [32~34 周，怀疑妊娠肝内胆汁淤积症（ICP）孕妇] · 无刺激胎心监护（NST，34 周开始） · 心电图复查（高危者）	· 分娩前生活方式的指导 · 分娩相关知识 · 新生儿疾病筛查 · 抑郁症的预防
第 7~11 次检查（怀孕第 37~41⁺⁶ 周）	· 血压、体重、宫底高度、腹围、胎心率、胎位、宫颈检查（Bishop 评分） · 血常规、尿常规 · NST（每周 1 次）	· 产科 B 型超声检查 · 评估分娩方式	· 新生儿免疫接种 · 产褥期指导 · 胎儿宫内情况的监护 · 超过 41 周，住院并引产

附录 2　部分食物营养成分

常见动物性食物营养成分（每 100 克可食部）

食物名称	能量（千卡）	蛋白质（克）	脂肪（克）	维生素 A（微克 RE）	钙（毫克）
草鱼	113	16.6	5.2	11	38
鲤鱼	109	17.6	4.1	25	50
黄鳝	89	18.0	1.4	50	42
带鱼	127	17.7	4.9	29	28
黄鱼	97	17.7	2.5	10	53
鳕鱼	88	20.4	0.5	14	42
鸡蛋	144	13.3	8.8	234	56
瘦羊肉	118	20.5	3.9	11	9
瘦牛肉	106	20.2	2.3	6	9
猪里脊	155	20.3	7.9	44	6
鸡	167	19.3	9.4	48	9
鸭	240	15.5	19.7	52	6
鹅	251	17.9	19.9	42	4

★引自《中国食物成分表 2002》；RE. 视黄醇当量

常见食物叶酸含量（每100克可食部）

食物名称	含量（微克）	食物名称	含量（微克）	食物名称	含量（微克）
猪肝	425.1	猪肾	9.2	鸡肝	1172.2
鸡蛋	70.7	鸭蛋	125.4	菠菜	87.9
韭菜	61.2	茴香	120.9	油菜	46.2
小白菜	57.2	蒜苗	90.9	辣椒	69.4
黄豆	181.1	豌豆	82.6	豇豆	66.0
扁豆	49.6	花生	107.5	核桃	102.6

★ 引自《中国食物成分表 2002》和《中国食物成分表 2004》

常见食物铁含量（每100克可食部）

食物名称	含量（毫克）	食物名称	含量（毫克）	食物名称	含量（毫克）
鸭血	31.8	鸡血	25.0	猪血	8.7
鸭肝	35.1	猪肝	22.6	鸡肝	12.0
蛏	33.6	河蚌	26.6	蛤蜊	22.0
肉干	15.6	羊肉	13.7	猪肉（瘦）	3.0
木耳（干）	97.4	紫菜（干）	54.9	蘑菇（干）	51.3
葡萄干	9.1	桂圆肉	3.9	红枣	2.3
黄花菜	8.1	油菜	5.9	豌豆尖	5.1
芥菜	3.2	菠菜	2.9	白菜薹	2.8

★ 引自《中国食物成分表 2002》和《中国食物成分表 2004》

常见食物钙含量（每 100 克可食部）

食物名称	含量(毫克)	食物名称	含量(毫克)	食物名称	含量(毫克)
芝麻酱	1170	河虾	325	酸奶	118
豆腐干(小香干)	1019	千张	313	油菜	108
虾皮	991	芥菜(雪里蕻)	230	牛奶	104
榛子（炒）	815	黑大豆	224	杏仁	97
奶酪（干酪）	799	豆腐丝	204	小白菜	90
豆腐干（卤干）	731	黄豆	191	腐竹	77
苜蓿	713	沙丁鱼	184	大白菜	50
酸枣	435	豆腐（北）	138	豆腐（内酯）	17
芸豆（带皮）	349	豆腐（南）	116	豆浆	10

★引自《中国食物成分表 2002》

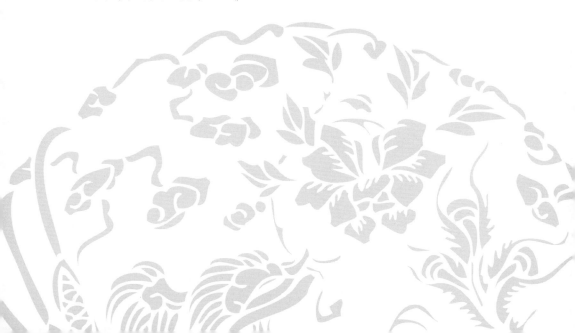

常见食物维生素 C 含量（每 100 克可食部）

食物名称	含量（毫克）	食物名称	含量（毫克）	食物名称	含量（毫克）
枣（鲜）	243	中华猕猴桃	62	乌塌菜	45
维生素 C 橘汁	187	辣椒（青、尖）	62	木瓜	44
辣椒（红、小）	144	菜花	61	白菜薹	44
芥蓝	76	紫菜薹	57	荠菜	43
大芥菜	72	苦瓜	56	荔枝	41
甜椒	72	红果	53	豆角	39
豌豆苗	67	西蓝花	51	油菜	36
油菜薹	65	草莓	47	蒜苗	35

★ 引自《中国食物成分表 2002》

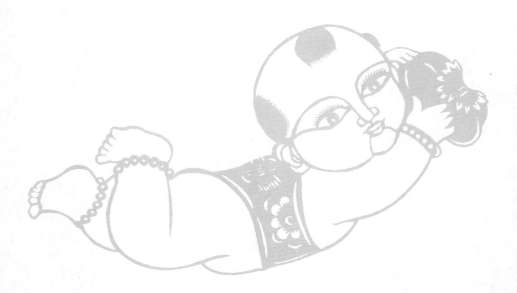

附录 3　孕期体重记录曲线图

根据不同的孕前体质指数（BMI）选择相应的体重监测图记录孕期增重。
记录每周体重数值，在相应孕周标记增重值（目前体重－孕前体重）。
两条虚线间的范围表示推荐的体重增长范围，实线为孕期推荐增重
的平均值。

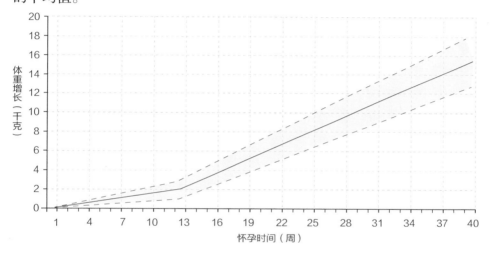

A. BMI < 18.5 千克 / 米²

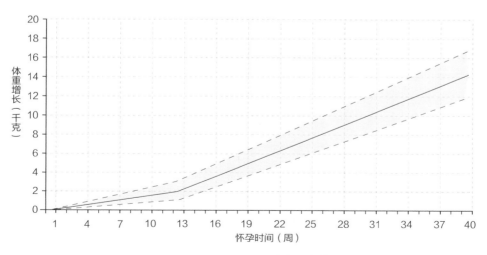

B. BMI 18.5~24.9 千克 / 米²

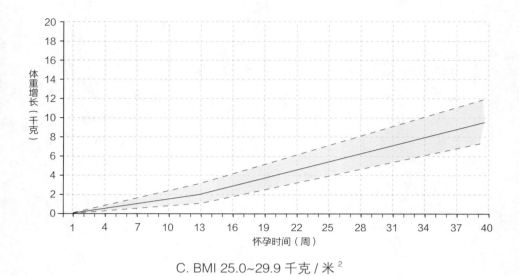

C. BMI 25.0~29.9 千克 / 米²

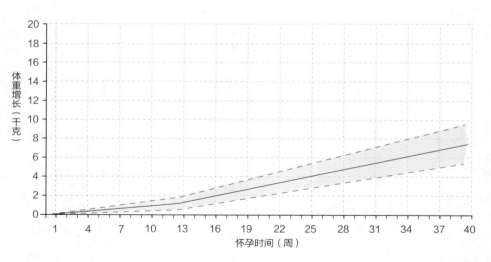

D. BMI ≥ 30.0 千克 / 米²

附录 4　膳食日记

　　记录下你的每日膳食，在每次就诊时交给医生，听听医生的饮食建议。

示　例

餐别	时间	摄入食物的名称和量（克）	进餐地点	餐后运动形式及时间
早餐				
早加餐				
午餐				
午加餐				
晚餐				
晚加餐				

附录 5　胎动计数记录表

第＿＿＿周胎动记录

	周一	周二	周三	周四	周五	周六	周日
早							
中							
晚							
临时							
一日							

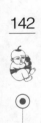

52检